靳三针穴组使用图册

庄礼兴◎主编

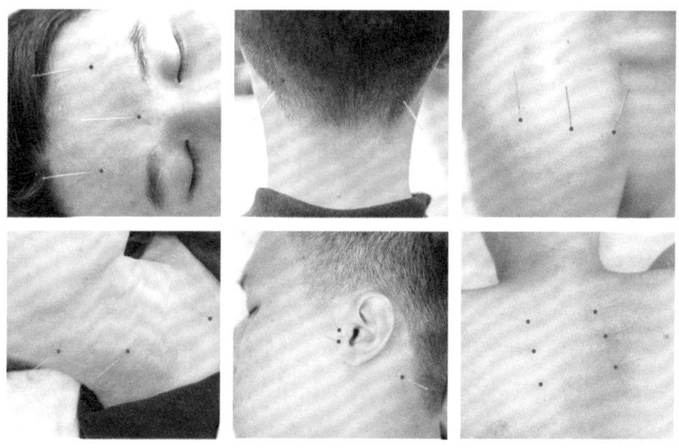

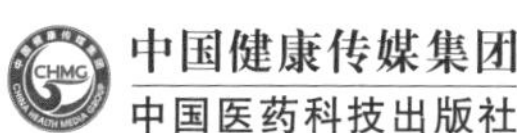
中国健康传媒集团
中国医药科技出版社

内 容 提 要

靳三针疗法因其独特之组方、针刺手法和显著之疗效而蜚声海内外。“三针”是靳瑞教授结合自己多年的临床经验，通过对部分腧穴进行系统的试验研究和反复的临床实践，对某一疾病精选出其中最常用的腧穴，组成相应穴组，作为临床常用的固定针灸穴组，到目前为止，总共发展出49个穴组。本书完整收录了该49组靳三针穴组，并按照组穴特点，分为局部三针穴组、“内景三针”穴组、现代研究穴组，以及近年新增的三针穴组，并配有具体的临床优势病种的应用建议，具有极强的临床适用性。

图书在版编目（CIP）数据

靳三针穴组使用图册 / 庄礼兴主编 .— 北京：中国医药科技出版社，2021.3（2024.9重印）

ISBN 978-7-5214-2253-5

Ⅰ.①靳⋯　Ⅱ.①庄⋯　Ⅲ.①针灸疗法—图集　Ⅳ.① R245-64

中国版本图书馆 CIP 数据核字（2021）第 002394 号

美术编辑　陈君杞

版式设计　也　在

出版　**中国健康传媒集团** | 中国医药科技出版社

地址　北京市海淀区文慧园北路甲 22 号

邮编　100082

电话　发行：010-62227427　邮购：010-62236938

网址　www.cmstp.com

规格　880 × 1230 mm $^{1}/_{32}$

印张　4 $^{7}/_{8}$

字数　108 千字

版次　2021 年 3 月第 1 版

印次　2024 年 9 月第 4 次印刷

印刷　北京印刷集团有限责任公司

经销　全国各地新华书店

书号　ISBN 978-7-5214-2253-5

定价　36.00 元

获取新书信息、投稿、为图书纠错，请扫码联系我们。

本书编委会

主　编　庄礼兴

副主编　谢晓燕

编　委（按姓氏笔画排序）

庄贞毅　李　婷　李纬儒　陈志辉

招敏虹　林小杨　周　锐　郭　婷

梁诗敏　黎健鹏

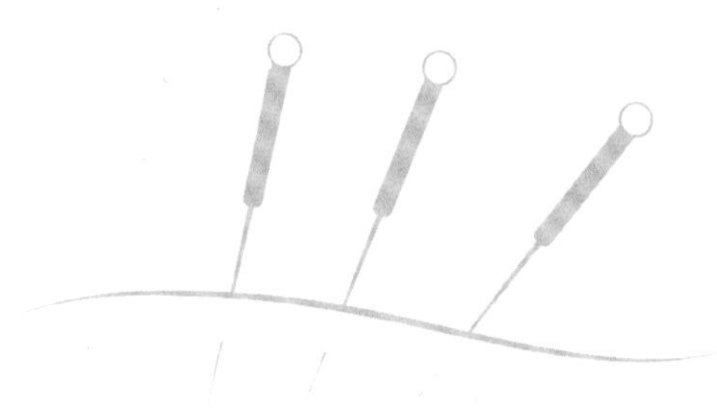

前言

靳三针疗法学术流派是首批全国中医学术流派64家建设单位之一，是岭南针灸的一面旗帜。靳三针疗法创始人为靳瑞教授，本疗法以鲜明的岭南地方特色和显著疗效而闻名全国乃至全世界。

靳瑞教授出身中医世家，早年毕业于原广东中医专科学校，终生致力于从医、执教，曾任广州中医药大学首席教授、广州中医药大学针灸推拿学院首任主任（院长），桃李满天下。靳教授将传统针灸理论与现代科学相融合，以提高疗效为着眼点，创立靳三针疗法，确立脑病为靳三针疗法的主攻方向，如用颞三针治疗中风后遗症、智三针治疗智力障碍、启闭针治疗自闭症、定神针治疗多动症、老呆针治疗老年性痴呆等，奠定了流派发展方向。

靳三针疗法学术流派至今已传承四代，经过靳教授传人的不懈努力、补充完善，靳三针疗法已形成系统的学术内涵。其中，靳三针疗法治疗中风病方案已进入国家中医药管理局颁布的中医临床路径和中医诊疗方案，靳三针治疗中风病的规范化应用及推广已被纳入国家中医药管理局中医临床适宜技术。

取穴是靳三针疗法的特色与精华所在，其强调三针取穴，穴简意赅，提纲挈领，直指病机，随证加减，方随法转。靳三针疗法的临证要诀是治神得气，辨证补泻；三针取穴，直指病所。靳教授认为针刺治疗的内在关键在“治神”，强调治神而后方能得气。他强调针刺治神的精妙微细之处在于医者必须达到“心领神会”

的境界，方能感悟病机，这也正是中医针灸的精髓所在。穴不明何以指病所，神不治焉能理气机，有感于此，本书围绕靳三针穴组的准确定位及规范化操作进行详细阐述。

本书主编庄礼兴教授是靳三针流派代表性传承人、靳三针疗法流派传承工作室负责人。此次应中国医药科技出版社邀约，将靳三针目前发展成熟的49个穴组逐一核对、整理，规范操作流程，拍摄真人施针图片，搭配此前出版的同系列《靳三针特色穴位大挂图（大字真人版）》互参，更便于同道诸君学习研修。一图一书既是靳三针疗法流派传承工作室的建设成果，也是对近几年研究成果的阶段性总结。

本书编写虽历经两年推敲琢磨，亦难免错漏，望诸同道不吝指正，以便再版时修订提高。

编　者

2020年12月

目录

第一章

靳三针的特色与手法

靳三针疗法是集临床、试验、理论研究为一体的学术体系，因其独特之组方、针刺手法和显著之疗效而蜚声海内外。“三针”是靳瑞教授结合自己多年的临床经验，通过对部分穴组专门进行了系统的试验研究和反复的临床实践，对某一疾病精选出其中最常用的三个穴组，作为临床常用的固定针灸配方。经过靳瑞教授的弟子传人和靳三针学术团队几十年来不断地研究和探索，到目前为止，总共发展出 49 组疾病针灸处方，形成了具有独特风格的岭南新针灸学术流派——靳三针疗法体系。经过靳三针疗法学术流派传承工作室的推广，现已在全国建立 12 家二级工作站，加强了针灸流派之间的交流，培养了一大批临床医生，影响力已远及欧、美等大洲。

一、组穴特色

靳三针疗法的核心特色在于其具有独特的组穴特色和补泻手法，其强调分经辨证和针刺治神，提高了中风、小儿脑瘫等重大疾病、疑难病的临床疗效，尤其在减轻中风、小儿脑瘫后遗症方面突显出针灸在神经系统疾病康复方面的优势，具有显著的临床疗效。

1. 在病灶周围组穴配方

对于局部症状较为突出，或病变所涉及的组织较为单一，靳瑞教授常在病灶的周围或其上、中、下三部选穴配方。如研究肩三针时，靳教授发现局部针刺远较远道取穴对肩关节局部血流有明显改善，从而更有利于局部病变的恢复。其他如眼三针位于眼球周围；耳三针位于耳郭前、后方；鼻三针位于鼻柱两侧上、中、下缘；颞三针位于颞侧少阳经分布的区域；坐骨针则位于坐骨神经干分布的上、中、下三部。这类组方，往往力专效宏，经过临床反复验证，其临床疗效确实较单穴、双穴或远道多穴的取穴方法要好得多，因此该类组穴使用最为广泛。

2. 根据脏腑辨证组穴配方

对于脏腑病变，因其临床症状复杂，从病变所涉及的脏腑入手治疗则能提纲挈领。靳瑞教授选用与脏腑相关的特定穴为主，组合三针，提高了脏腑病变的临床疗效。如胃三针，由中脘（胃之募穴）、足三里（胃经合穴）、内关（八脉交会穴，通阴维脉和冲脉）三穴组成。胆三针，由日月（胆之募穴）、期门（肝之募穴，肝与胆相表里）、阳陵泉（胆经合穴）三穴组成。肠三针，由天枢（大肠之募穴）、关元（小肠之募穴）、上巨虚（大肠之下合穴）三穴组成。背三针由风门、大杼、肺俞组成，三穴均位于背部，“背者，胸中之府”，胸腔当中主要为肺脏，因此，背三针主要用于治疗肺系疾病，如变应性鼻炎、哮喘等。

3. 根据经脉循行组穴配方

临床治疗小儿自闭症时，常采用补肾益气、填精益脑的治则，以往常规取肾俞、命门、百会等穴，疗效不甚满意。靳瑞教授详细研究此病的病因病机，结合现代医学研究成果，精确辨析本病虽非神志昏迷之症，但亦属“脑神醒而不清”之范畴，应当以开窍醒神为治疗原则。

从经络循行的角度辨经取穴，考肾经起于足小趾之下，斜行于足心，从舟状骨粗隆处上行，经内踝后方上行，故当从肾经选穴；从脏腑辨证角度考虑，肾藏精，精生髓，脑为髓之海，故当从肾经选穴；结合“上病下取”的理论，取足底之涌泉穴，提高了临床疗效。靳瑞教授从足底足少阴肾经循行所过部位，取泉中、泉中内二穴，和涌泉穴组成足智针，起到醒脑开窍、宁神益智的功效。大量临床结果表明，足智针应用强刺激手法治疗小儿自闭症有非常明显的效果。

此外，临床上对于一些局部症状较为突出，同时又与有关脏腑经络关系十分密切的病症，常采取病变主要涉及的部位及脏腑辨证两者结合的原则进行组穴配方。如肥胖症，多以大腹便便为主要临床表现，靳瑞教授认为这不仅与脾胃运化水湿功能失调有关，也与带脉的约束功能下降有关，故取带脉、中脘、足三里组成肥三针，治疗肥胖症，瘦身减肥效果显著。

4. 根据腧穴协同作用配方

慢性疲劳综合征是以长期慢性疲劳为主要临床表现，并伴有多种精神、神经症状，但无其他器质性及精神性疾病为特征的复杂症候群。针对慢性疲劳综合征的疲三针由四神针、内关、足三里组成。四神针作为调神穴组，四针朝向百会针刺可起到提神安神的功效，配合内关，沟通阴维脉和冲脉，合治胃、心胸的诸多症状；足三里补阳益气，协同内关培本强身。临床试验证明，此三穴合用可有效改善患者焦虑抑郁、四肢无力、神倦体乏、肌肉酸软等临床症状，进而实现改善慢性疲劳的治疗目标。

二、常用针刺手法

靳瑞教授继承古典针灸心法和手法，发展岭南新针灸流派的针刺手法特色，强调治神、得气和补泻。

（一）针刺治神

靳教授非常重视针刺中的精神心理因素，认为医生面对的不单单是一个疾病，更是一个活生生的人，而能表现人之核心调控功能和灵性的，正是中医所谓的“神”。靳瑞教授认为针刺治疗的内在关键就在“治神”，第二步才是针刺得气，针刺治神的精妙微细之处在于医者必须深入到“心领神会”的境界，方能感悟和获得，这是任何仪器所不及的，也正是中医针灸的精髓所在。靳瑞教授及其弟子总结靳三针治神“九字诀”：定、察、安、聚、入、合、和、实、养，综合概括提炼“生”为一字总诀。

治神详解

（1）定神：针刺施术前，施针者和患者均要调整好身心状态，如调匀呼吸节律，稳定精神、心理情绪等，要注意“大惊、大恐”勿刺、“新怒勿刺，新刺勿怒”、“必定其气乃刺之”。

（2）察神：人体生命活动的外在表现，如面色、眼神、言语、应答、肢体活动姿态等，均属于神的表现形式。医者需要细心、静静地体察患者精神状态的变化，从而理解其气血运化的状态。靳瑞教授在诊治患者时，常有静默察神的无言刹那，其切入的深度是治神的关键所在。

（3）安神：在与患者交流病情时，医者需怀爱心，慰导患者，使之对疾病的紧张焦虑情绪得以放松，建立战胜疾病的信心，以利于其经脉气血平和流通。

（4）聚神：患者神安后，可以进一步引导其精神集中朝会，如《灵枢·终始》云：“魂魄不散，专意一神，精气不分，毋闻人声，以守其精，必一其神。”即为此意。同时医者也需聚神，专心致志。

（5）入神：靳瑞教授持针很有讲究，常以右手拇、食、中指夹持针柄，将针垂直放于穴位上，精神意识贯注，入于针中。

（6）进针合神：进针时，医者要全神贯注，目无外视，属意病者，审视血脉，令志在针，用意守针。同时注意观察患者眼睛，及时了解其精神及气血运行状态。

靳瑞教授在进针时，将拇、食二指互相推前退后，捻动针柄，捻转时集中精神将腕力和指力运用到针上，并使针体垂直，且转动小于90° ，在捻转时适当用力压下，边压边捻边体会手下针感，缓慢进针，保证取穴准确，不求飞针或快速进针，以得气为度。应用靳瑞教授这种缓慢捻转的进针方法时，随着针尖接触皮肤至针入皮下、肌层，患者精神注意力亦高度集中于所刺激之穴位，这样医患二者专注之神气相贯通，从而达到“两神合一”。神聚则气亦聚，患者的气和医者的气相聚在一起，那么患者就容易得气，然后才可以行针刺补泻手法。

（7）和神：补泻是针刺的核心，医者必须充分运用神意驾驭手法，与患者机体反应互动，调和不平之气。如《灵枢·九针十二原》所云：“迎之随之，以意和之。”

（8）留针实神：留针目的是让补泻后获得的正气通过气血循环流转全身，充实精神。实证易泻，虚证难补。虚寒之证的患者较难获得得气感，故而需要留针补之、充实之，留针可以候气，时间可以从常规半小时，适当延长至1小时，必要时可至2小时。不论补或泻，针刺过程中均需观察患者整体神气的变化，正气来复，便可出针。

（9）养神：针刺调和气血运行，而后还需要谨慎调养，靳瑞教授推崇《内经》“起居有常，不妄作劳”的生活方式，以发挥针刺的远期效应，巩固疗效。

（10）一字总诀：关于靳三针疗法的“三”字，靳瑞教授解释为："三者生也，三生万物，有生生不息之意，表达医生具有的大慈悲精神，常怀生意，解痛除难，给予患者以希望和生机；另外，也表达了针灸事业生生不息的发展之意。"靳瑞教授的"治神"思想可用一字总诀——"生"来概括。充分理解和发挥精神心理因素在针刺过程中的作用，是针灸临床取得良好疗效的重要保证，实为针道"上守神"要旨之现代表达。

（二）针刺得气

1. 候气

靳瑞教授在临证中发现容易得气的病者多半是病邪盛，气血亦盛，或者正气未衰，因此疗效好，疗程较短。反之，得气较难者，或久不得气者疗效都较差，痊愈较慢。若不能得气，插针如豆腐之虚软，说明患者机体功能消失或严重减退，属于死证或难证。针刺候气时应用拇、食、中三指夹紧针柄，并略将针提高少许，但不移动，不随意提插捻转，静以候针下之气。欲补则当在浅层候气，欲泻则应在深层候气。

2. 辨气

辨气是施行补泻手法的关键，一般可以将针下之气分为谷气和邪气两种。

谷气即是人体正气，由于常人的正气性质为徐缓柔和，但在病理状态下谷气虚陷不足，气来很弱，或与体质有关，其大都在候气较久或催气之后应针而来，渐渐充实不易察觉，此时要"慎守勿失"，不可骤然泻之，应施以补法，使患者"若有所得"，方是补法的效应。

邪气是病邪之气，大部分在入针之后即可感受到，由于邪气疾速和紧涩，较候正气容易，若寒热之邪明显，则要进一步分辨寒热，通常热邪会顶针向上，使针下皮肤高起，寒邪易吸引而下，致针下皮肤凹陷。无论寒邪或热邪，施用泻法之后，均应使患者“若有所失”，方是泻法的效应。

（三）针刺补泻

靳三针的补泻手法要在得气的基础上进行操作，主要体现在 3 个方面，其以《内经》的“疾徐补泻”手法为基础，分为大补大泻、小补小泻和导气同精法。

1. 大补大泻法

以疾徐补泻法为主，出自《灵枢·九针十二原》。具体操作时在得气后用三进一退为补，一进三退为泻。总的原则应以慢入快出为补，快入慢出为泻，故进退次数并无硬性规定，可以根据临床实际和病情酌情增减。

疾徐补泻要达到的标准是对临床虚性病者之体弱神倦、肢冷、脉微细等症，经针刺补法后，应有温暖、神充、脉起的好转现象。反之，实性病者之头痛、身热、脉数的症状，经针刺泻法后，应有痛止、体凉、脉缓之候，此为病已去的现象。靳教授施行补泻，遵《内经》针法，补虚泻实的效应是“刺虚则实之者，针下热也，气实乃热也。满而泄之者，针下寒也，气虚乃寒也”，即行补法后，循经所过处有温暖感；行泻法者，循经所过处有凉快感，而且症状有所改善的效应标准。

2. 小补小泻法

小补小泻适宜于病情较轻浅，正气较旺，尚未衰竭的病症。具体操作：补法，得气后慢慢地用腕力和指力将针推到地部，然后紧压穴位30秒，迅速出针。泻法，得气后，快速将针插到地部，然后慢慢地用力将针拔出。补泻手法均只操作一次，即一度。

3. 导气同精法

导气同精法出自《灵枢·五乱》："徐入徐出，谓之导气。补泻无形，谓之同精。是非有余不足也，乱气之相逆也……命曰治乱也。"遵"移气于不足，精神乃复"的原则，目的是使营卫气血流行正常。具体操作：在候气于卫部得气后，三进三退，使病者经气循经并直达病所；要点：缓慢入针，缓慢出针，以导其气。不补不泻与身体自然的营卫相同称为同精，治疗标准以不寒不热、调和为度。

第二章 常用穴组

第一节

局部三针穴组

“腧穴所在，主治所及”，腧穴具有主治其所在部位局部与邻近脏腑、组织、器官病症的作用。根据穴位对局部作用的原理，将以下 20 个穴组归为以局部取穴为主的三针体系。

一、鼻三针（迎香、上迎香、印堂）

1. 组穴

迎香、上迎香（即鼻通穴）和印堂穴（图 2–1）。

迎香（LI 20）

[定位] 在面部，鼻翼外缘中点旁，当鼻唇沟中。

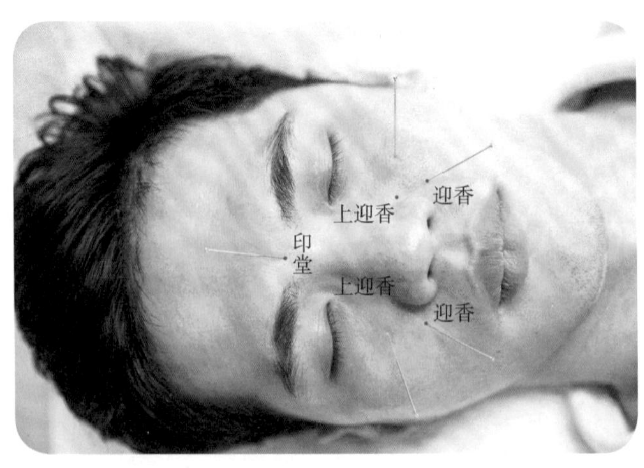

图 2–1　鼻三针

［归经］手阳明大肠经。

［解剖位置］皮肤→皮下组织→提上唇肌。浅层有上颌神经的眶下神经分支。深层有面动、静脉的分支或属支，面神经颊支。

［功能主治］①鼻渊，鼻衄。②口眼㖞斜，面痒，面肿。

［针刺方法］斜刺或平刺，0.3~0.5 寸。

上迎香（EX-HN 8）

［定位］在面部，鼻翼软骨与鼻甲的交界处，近鼻翼沟上端处。

［归经］经外奇穴。

［解剖位置］皮肤→皮下组织→提上唇鼻翼肌。布有眶下神经，滑车下神经的分支，面神经的颊支和内眦动、静脉。

［功能主治］①鼻渊，鼻塞。②目赤肿痛，迎风流泪。③头痛。

［针刺方法］向内上方斜刺 0.3~0.5 寸。

印堂（GV 29）

［定位］在额部，当两眉头中间。

［归经］督脉。

［解剖位置］皮肤→皮下组织→降眉间肌。布有额神经的分支滑车上神经，眼动脉的分支额动脉及伴行的静脉。

［功能主治］①心悸，心痛，胸闷。②胃痛，呕吐，呃逆。③癫、狂、痫。④肘臂挛痛。

［针刺方法］提捏进针，从上向下平刺 0.3~0.5 寸，或向左、右透刺攒竹、睛明等，深刺 0.5~1 寸。

2. 穴组主治

临床上用于治疗鼻炎等鼻部疾患。如果是过敏性鼻炎，鼻根部的穴位以迎香为主；如果是慢性鼻炎，多把印堂穴改为攒竹穴。

3. 临床应用

（1）配伍加减：常配合四神针使用，取“鼻通于天气”之意。

（2）应用要点

①患者取仰卧位，以防晕针。

②印堂：向下平刺达鼻根部，多用捻转手法；迎香：向内上方斜刺 0.5~1.2 寸，针尖指向鼻翼；上迎香：先用食指按压揣穴，避免刺中鼻甲，引起出血或疼痛，向上斜刺 0.5~1.2 寸。

二、眼三针（眼Ⅰ针、眼Ⅱ针、眼Ⅲ针）

1. 组穴

眼Ⅰ针、眼Ⅱ针、眼Ⅲ针（图 2–2）。

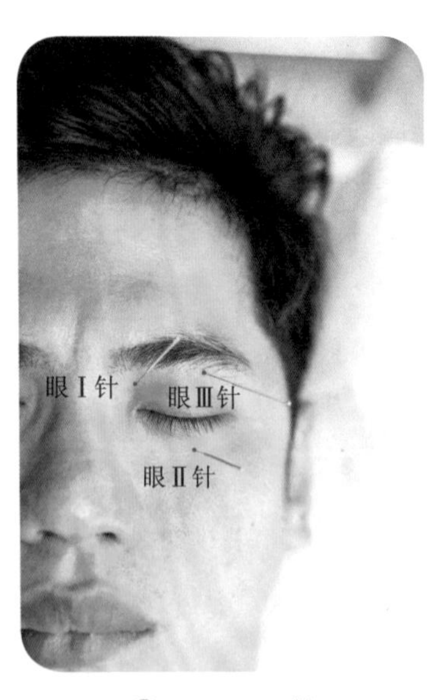

图 2–2　眼三针

眼Ⅰ针

［定位］即睛明穴，在面部，目内眦角稍上方的凹陷处。

眼Ⅱ针

［定位］即承泣穴，在面部，目正视，当瞳孔直下，眶下缘与眼球之间。

眼Ⅲ针

［定位］在面部，目正视，瞳孔直上，当眶上缘与眼球之间。

2. 穴组主治

临床上用于治疗视神经萎缩、视网膜炎、黄斑变性、弱视等内眼疾病。

3. 临床应用

（1）配伍加减：肝肾不足者配肝俞、肾俞、太溪、照海；心脾两虚者配心俞、脾俞、神门、足三里。

（2）应用要点

①选择质量好的 1.5 寸毫针，垂直进针。

②眼Ⅰ针太靠近眼球及眼眶，不易进针，且容易引起疼痛或出血。针刺时，宜向眼底内缓慢地斜刺，用力宜轻，成人可以刺入 1.2~1.5 寸。

③进针过程中针下如遇阻力，将针体慢慢退出少许或出针，调整方向再进针。

④如果在治疗过程中发现有出血倾向或患者有凝血功能缺陷或患者过度紧张或不合作，应放弃进针，以免发生意外。

⑤进针后不可提插捻转和加电针，可刮针。

⑥出针时不可快速出针，否则很容易引起出血。出针后必须用干棉球压迫针孔 5 分钟，必要时压迫时间要长一些，防止眼内出血。

三、耳三针（听宫、听会、完骨）

1. 组穴

听宫、听会、完骨（图 2–3）。

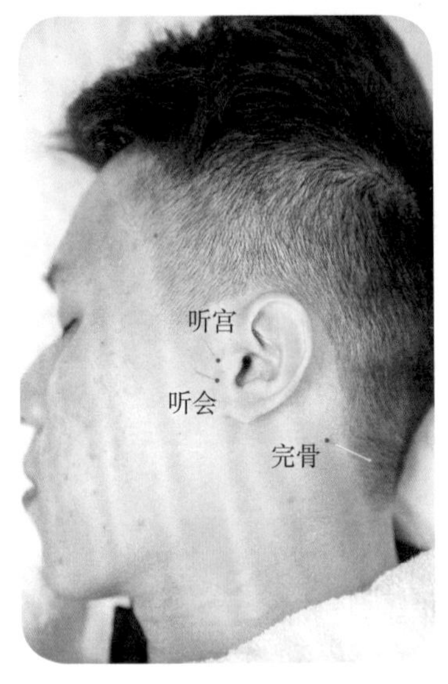

图2-3 耳三针

听宫（SI 19）

[定位] 在面部，耳屏前，下颌骨髁状突的后方，张口时呈凹陷处。

[归经] 手太阳小肠经。

[解剖位置] 皮肤→皮下组织→外耳道软骨。布有耳颞神经，颞浅动、静脉耳前支的分支或属支等。

[功能主治] ①耳鸣，耳聋，聤耳。②癫、狂、痫。

[针刺方法] 微张口，直刺0.5~1寸。

听会（GB 2）

[定位] 在面部，当耳屏切迹的前方，下颌骨髁状突的后缘，张口有凹陷处。

[归经] 足少阳胆经。

[解剖位置] 皮肤→皮下组织→腮腺囊→腮腺。浅层布有耳颞神经和耳大神经。深层有颞浅动、静脉和面丛神经等。

[功能主治] ①耳鸣，耳聋。②齿痛，口眼㖞斜。③下颌关节脱位。

[针刺方法] 张口，直刺0.5~0.8寸。

完骨（GB 12）

[定位] 在头部，当耳后乳突的后下方凹陷处。

[归经] 足少阳胆经。

[解剖位置] 皮肤→皮下组织→胸锁乳突肌→头夹肌→头最长

肌。浅层布有枕小神经，耳后动、静脉的分支或属支。深层有颈深动、静脉。如果深刺，可能刺中椎动脉。

［功能主治］①咽喉肿痛，齿痛，颊肿。②癫狂。③中风，口眼㖞斜，下肢痿痹。④头痛，颈项强痛。

［针刺方法］直刺 0.5~0.8 寸。

2. 穴组主治

临床上用于治疗耳聋、耳鸣和听力下降等疾病。

3. 临床应用

（1）配伍加减： 外感风邪者配手三针；肝胆火旺者配行间、丘墟；肾精不足者配肾俞、大肠俞，可加灸或用温针灸。

（2）应用要点

①深刺效果比较好，针感以向耳内、耳周传导为佳，但要注意深度和位置。

②听宫和听会必须张口取穴，针刺 1.2 寸，入针后患者口可闭合。

③加电时刺激量不可过大，听宫、听会两穴不用穴位注射。

四、晕痛针（四神针、印堂、太阳）

1. 组穴

四神针、印堂、太阳（图 2–4）。

四神针

［定位］在头顶部，百会前、后、左、右各 1.5 寸，共 4 穴。

［解剖位置］皮肤→皮下组织→帽状腱膜→腱膜下疏松结缔组

织。布有枕动、静脉，颞浅动、静脉顶支和眶上动、静脉的吻合支，以及枕大神经，耳颞神经及眶上神经的分支。

[功能主治] ①脑瘫、痴呆、自闭症、多动症、失眠、健忘、癫痫。②偏瘫。③鼻炎、头痛、头晕。④脱肛。

[针刺方法] 平刺 0.5 ~ 0.8 寸。

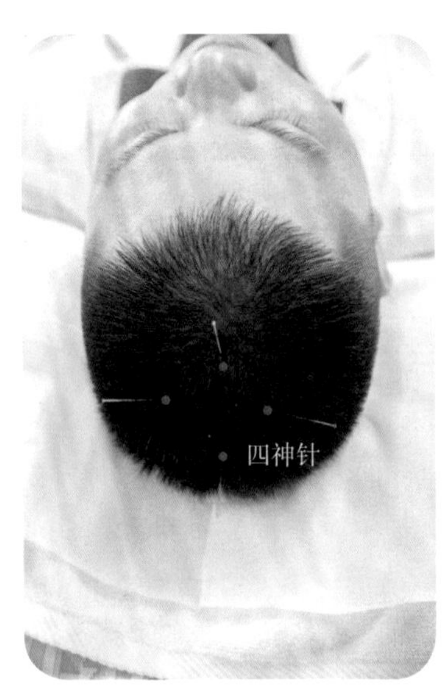

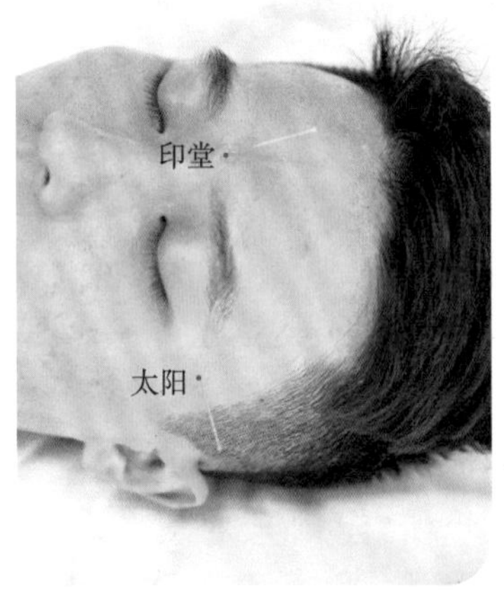

图 2-4　晕痛针

印堂（GV 29）

见“鼻三针”。

太阳（EX-HN 5）

[定位] 正坐或侧伏坐位。在颞部，当眉梢与目外眦之间，向后约一横指的凹陷处。

[归经] 经外奇穴。

[解剖位置] 皮肤→皮下组织→眼轮匝肌→颞筋膜→颞肌。布

有颧神经的分支颧面神经，面神经的颞支和颧支，下颌神经的颞神经和颞浅动、静脉的分支或属支。

［功能主治］头痛，目疾，齿痛，面痛。

［针刺方法］直刺或斜刺 0.3~0.5 寸，或用三棱针点刺出血。

2. 穴组主治

临床主要用于治疗梅尼埃病。另外，对于各种头痛，尤其是伴有头晕症状者，效果更好。

3. 临床应用

（1）配伍加减： 治疗颈性眩晕可加颈三针，梅尼埃病可加耳三针。

（2）应用要点

①笔者经验：对实证患者四神针向四周平刺，取醒神开窍之功；对虚证患者，四神针向百会平刺，取聚神安神之功。印堂穴向下平刺达鼻根部，以有酸胀感为度。直刺太阳穴 0.8~1 寸，针感以向眼内或目上放散者为佳，若针下有硬物感，应将针提出 0.2 寸，忌继续进针。

②治疗眩晕，可施温和灸法。

五、面肌针（四白、下眼睑阿是穴、地仓、颊车、口禾髎、迎香）

1. 组穴

眼睑痉挛：四白、下眼睑阿是穴。

口肌痉挛：地仓、颊车、口禾髎、迎香。（图 2–5）

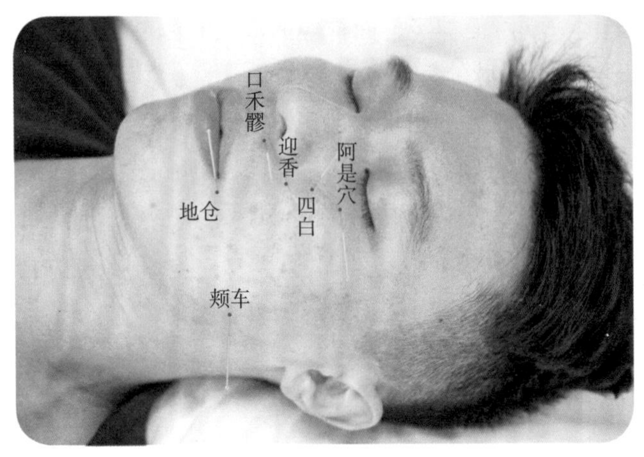

图 2-5　面肌针

四白（ST 2）

［定位］在面部，目正视，瞳孔直下，当眶下孔凹陷处。

［归经］足阳明胃经。

［解剖位置］皮肤→皮下组织→眼轮匝肌→提上唇肌→眶下孔或上颌骨。浅层布有眶下神经的分支，面神经的颧支。深层在眶下孔内有眶下动、静脉和神经穿出。

［功能主治］①目赤肿痛，目翳，迎风流泪，眼睑瞤动。②面痛，面肌抽搐，口眼㖞斜。③头痛、眩晕。

［针刺方法］直刺 0.3~0.5 寸；或沿皮透刺承泣；或向外上方斜刺 0.5 寸入眶下孔。

地仓（ST 4）

［定位］在面部，目正视，瞳孔直下，口角旁开 0.4 寸。

［归经］足阳明胃经。

［解剖位置］皮肤→皮下组织→口轮匝肌→降口角肌。布有三叉神经的颊支和眶下支，面动、静脉的分支或属支。

［功能主治］口眼㖞斜，语言謇涩，流涎。

［针刺方法］斜刺或平刺 0.5~0.8 寸，可向颊车方向透刺 1~1.5 寸。

颊车（ST 6）

［定位］在面颊部，下颌角前上方约一横指，当咀嚼时咬肌隆起处。

［归经］足阳明胃经。

［解剖位置］皮肤→皮下组织→咬肌。布有耳大神经的分支，面神经下颌缘支的分支。

［功能主治］①口眼㖞斜，口噤。②齿痛，颊肿。

［针刺方法］直刺 0.3~0.5 寸，或向地仓方向透刺 1.5~2 寸。

口禾髎（LI 19）

［定位］在上唇部，鼻孔外缘直下，平水沟穴处。

［归经］手阳明大肠经。

［解剖位置］皮肤→皮下组织→口轮匝肌。浅层布有上颌神经的眶下神经分支等。深层布有上唇动、静脉和面神经颊支等。

［功能主治］①鼻塞，鼽衄。②口眼㖞斜，口噤。

［针刺方法］平刺或斜刺 0.3~1 寸。

迎香（LI 20）

见“鼻三针”。

2. 穴组主治

临床上分别用于治疗眼肌痉挛、口肌痉挛。

3. 临床应用

（1）配伍加减：笔者经验，应用面肌针治疗面肌痉挛，常配合同侧外关穴及对侧合谷穴。兼有神志病者可配四神针、神庭、印堂；气血不足者配足三里、气海；目合困难者配申脉；口肌痉挛者取地仓透颊车、口禾髎、迎香，刺0.5~0.8寸深。

（2）应用要点

①针刺四白时，取仰卧位，用较细的针由皮下刺入，针尖向鼻侧，不要向上，以防加电时针尖移动刺入眼眶内。

②选用连续密波加电。加电时应使患者眼、口肌肉抽动，以患者既不疼痛，又能坚持为度，持续30分钟以上。

六、叉三针（太阳、下关、阿是穴）

1. 组穴

太阳、下关、阿是穴（第一支疼痛可选鱼腰和阳白；第二支疼痛可选四白；第三支疼痛可选大迎）（图2–6）。

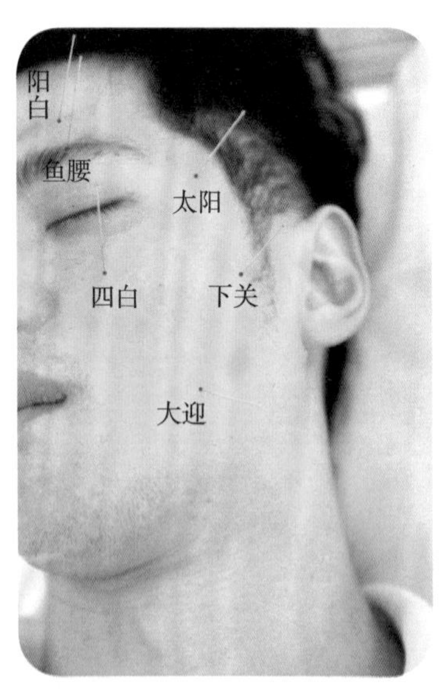

图2–6　叉三针

太阳（EX-NH 5）

见“晕痛针”。

下关（ST 7）

［定位］在面部耳前方，当颧弓下缘中央与下颌切迹之间的凹陷中。

［归经］足阳明胃经。

［解剖位置］皮肤→皮下组织→腮腺→咬肌与颞骨颧突之间→翼外肌。浅层布有耳颞神经的分支，面神经的颧支，面横动、静脉等。深层有上颌动、静脉，舌

神经，下牙槽神经，脑膜中动脉和翼丛等。

[功能主治] ①齿痛，颊肿，口眼㖞斜，下颌关节脱位。②耳聋，耳鸣。

[针刺方法] 直刺或斜刺 0.5~1 寸。

鱼腰（EX-NH 4）

[定位] 正坐或仰卧位。在额部，瞳孔直上，眉毛中。

[归经] 经外奇穴。

[解剖位置] 皮肤→皮下组织→眼轮匝肌→枕额肌额腹。布有眶上神经外侧支，面神经的分支和眶上动、静脉的外侧支。

[功能主治] ①目赤肿痛，目翳。②眼睑下垂，眼睑瞤动。③眉棱骨痛。

[针刺方法] 平刺 0.3~0.5 寸。

阳白（GB 14）

[定位] 在前额部，当瞳孔直上，眉上 1 寸。

[归经] 足少阳胆经。

[解剖位置] 皮肤→皮下组织→额肌。布有眶上神经外侧支和眶上动、静脉外侧支。

[功能主治] ①头痛。②目痛，目痒，目翳。

[针刺方法] 平刺 0.3~0.5 寸。

四白（ST 2）

见“面肌针”。

大迎（ST 5）

[定位] 在面部下颌角前方，咬肌附着部的前缘凹陷中，当面动脉搏动处。

[归经] 足阳明胃经。

［解剖位置］皮肤→皮下组织→降口角肌与颈阔肌→咬肌前缘。浅层布有三叉神经第 3 支下颌神经的颊神经，面神经的下颌缘支。深层有面动、静脉。

［功能主治］①口眼㖞斜，面肌抽搐。②口噤，颊肿，齿痛。

［针刺方法］避开动脉，直刺 0.3~0.5 寸，或斜向地仓方向刺。

2. 穴组主治

临床主要用于治疗三叉神经痛。

3. 临床应用

（1）配伍加减：根据疼痛部位选择眼支、上颌支、下颌支；远端选穴取双侧合谷、内庭、阳陵泉。

（2）应用要点

①患者取仰卧位，太阳直刺 0.8~1 寸，下关刺 1~1.2 寸，嘱患者不要张口讲话，以有麻胀感为佳。

②可用阳白透刺鱼腰，鱼腰向丝竹空方向透刺，四白向下斜刺 0.8~1 寸，大迎向口角方向平刺 1~1.2 寸。

③留针 30 分钟以上，每隔 5 分钟行捻转手法一次，用中度刺激量。或使用电针，选连续的密波，刺激量以患者能耐受为度。

七、面瘫针（翳风、地仓、颊车、迎香、阳白、太阳、四白）

1. 组穴

翳风、地仓、颊车、迎香、阳白、太阳、四白（图 2–7）。

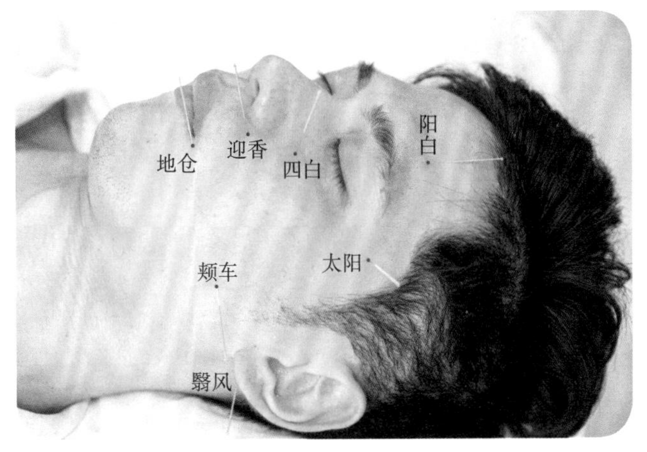

图 2-7 面瘫针

翳风（TE 17）

[定位] 在耳垂后方，当乳突与下颌角之间的凹陷处。

[归经] 手少阳三焦经。

[解剖位置] 皮肤→皮下组织→腮腺。浅层分布有耳大神经和颈外静脉的属支。深层有颈外动脉的分支、耳后动脉、面神经等。

[功能主治] ①耳鸣，耳聋。②口眼㖞斜，颊肿，口噤。③瘰疬。

[针刺方法] 直刺 0.5~1 寸。

地仓（ST 4）、颊车（ST 6）、四白（ST 2）

见“面肌针”。

迎香（LI 20）

见“鼻三针”。

阳白（GB 14）

见“面瘫针”。

太阳（EX-NH 5）

见“晕痛针”。

2. 穴组主治

临床主要用于治疗面神经麻痹、中风之口眼歪斜。

3. 临床应用

（1）配伍加减

①风寒证配风池、列缺；风热证配外关、曲池；气血不足证配足三里、气海。人中沟歪斜者配水沟；鼻唇沟浅者配迎香；颏唇沟歪斜者配承浆；舌麻、味觉减退者配廉泉；流泪者配承泣；听觉过敏者配听宫、中渚。

②治疗眼睑闭合不全者，配阳白、四白和太阳穴，阳白、四白穴均向下斜刺，太阳穴直刺；治疗口角歪斜者，可加迎香、口禾髎穴，迎香穴沿鼻唇沟斜刺，口禾髎穴向患侧平刺。

（2）应用要点

①对发病超过 3 个月以上，或有倒错现象的患者，在针治患侧的同时，应考虑针治健侧。左侧面瘫者选右侧合谷，右侧面瘫者选左侧合谷，针用补法。在合谷穴上进行补泻时，采用“补患泻健”的原则。

②针刺翳风前先揣穴，注意力度不可过大，因周围性面瘫患者此穴通常有明显压痛感。

③选 1.5 寸毫针直刺，以患者出现明显的酸、麻、胀感为度，急性期手法宜轻，避免加重对面神经的损伤。

④透刺地仓和颊车时注意针刺方向和角度，看针柄是否与嘴线呈一线来检测地仓定位是否正确。两穴平刺，根据病程的长短

选择是否加电以及波形。早期患者用密波；对于发病时间较长，或经久不愈的患者，可采用电针，选疏密波。

⑤在针刺的同时，可辅以艾灸，行温和灸，或以TDP灯照射患侧耳垂的前后，也可嘱患者回家后用热毛巾热敷患侧，但注意不要过热，以免烫伤面部皮肤。热敷时可用手按推面部，方向要向枕后推。

八、突三针（水突、扶突、天突）

1. 组穴

水突、扶突、天突（图2-8）。

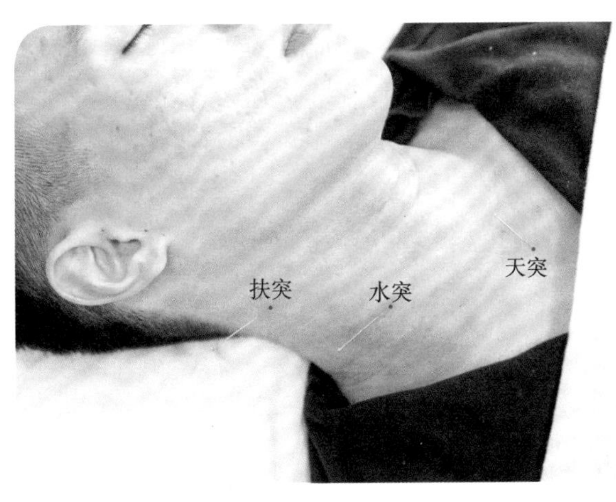

图2-8 突三针

水突（ST 10）

［定位］在颈部，胸锁乳突肌前缘，当人迎与气舍连线的中点。

［归经］足阳明胃经。

［解剖位置］皮肤→皮下组织→颈阔肌→颈固有筋膜浅层及胸

锁乳突肌→颈固有筋膜深层及肩胛舌骨肌、胸骨甲状肌。浅层布有颈横神经。深层有甲状腺。

[功能主治]①咳嗽，气喘。②咽喉肿痛。③瘿气，瘰疬。

[针刺方法]向甲状腺方向平刺 0.3~0.5 寸。

扶突（LI 18）

[定位]在颈外侧部，横平喉结，当胸锁乳突肌的前、后缘之间。

[归经]手阳明大肠经。

[解剖位置]皮肤→皮下组织→胸锁乳突肌的胸骨头与锁骨头之间→颈血管鞘的后缘。浅层内有颈横神经、颈阔肌。深层有颈血管鞘。

[功能主治]①瘿气。②咽喉肿痛，暴喑。③咳嗽，气喘，呃逆。

[针刺方法]向甲状腺方向平刺 0.5~0.8 寸。

天突（CV 22）

[定位]仰靠坐位。在颈前区，当前正中线上，胸骨上窝中央。

[归经]任脉。

[解剖位置]皮肤→皮下组织→左、右胸锁乳突肌腱（两胸骨头）之间→胸骨柄颈静脉切迹上方→左、右胸骨甲状肌→气管前间隙。浅层布有锁骨上内侧神经，皮下组织内有颈阔肌和颈静脉弓。深层有头臂干、左颈总动脉、主动脉弓和头臂静脉等重要结构。

[功能主治]①咳嗽，气喘，胸痛，咯血。②咽喉肿痛，暴喑。③噎膈。④瘿气。

[针刺方法]先直刺 0.2 寸，当针尖超过胸骨柄内缘后，即向下沿胸骨柄后缘、气管前缘缓慢向下刺入 0.5~1 寸。

2. 穴组主治

临床主要用于治疗甲状腺肿大、甲状腺功能亢进、甲状腺功能减退、甲状腺囊肿和甲状腺良性肿瘤。

3. 临床应用

（1）配伍加减： 阴阳不和者，可配阴三针、阳三针。失眠亢奋者，配四神针；痰浊者，配丰隆；血瘀者，配血海、膈俞；肝胆火盛者，配行间、太冲。

（2）应用要点

①水突和扶突穴用 1 寸针向甲状腺方向平刺。

②避免深刺，以免损伤甲状腺及刺伤胸膜。针刺扶突穴时要注意避开颈动脉。

③以留针为主，稍加捻转和刮针，避免大幅度行针手法。

九、颈三针（天柱、颈百劳、大杼）

1. 组穴

天柱、颈百劳、大杼（图 2–9）。

天柱（BL 10）

［定位］在项后部，大筋（斜方肌）外缘之后发际凹陷中，约当后发际正中旁开 1.3 寸。

［归经］足太阳膀胱经。

［解剖位置］皮肤→皮下组织→斜方肌→头夹肌的内侧头→半棘肌。浅层有第 3 颈神经后支的内侧支和皮下静脉。深层有枕大神经。

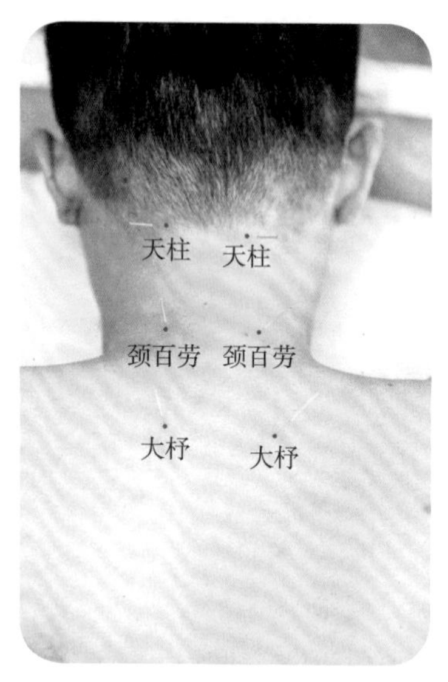

图 2-9　颈三针

［功能主治］①头痛，眩晕。②目痛。③癫、狂、痫，热病。④颈项强痛，肩背痛。

［针刺方法］直刺或斜刺0.5~0.8寸，不可向内上方深刺。

颈百劳（EX-NH 15）

［定位］正坐位或俯伏坐位。在颈部，当大椎穴直上2寸，后正中线旁开1寸。

［归经］经外奇穴。

［解剖位置］皮肤→皮下组织→斜方肌→上后锯肌→头夹肌、颈夹肌→头半棘肌→多裂肌。浅层布第4、5颈神经后支的皮支。深层有第4、5颈神经后支的分支。

［功能主治］①颈项强痛。②咳嗽，气喘。③骨蒸潮热，盗汗。

［针刺方法］直刺0.5~1寸。

大杼（BL 11）

［定位］在背部，当第1胸椎棘突下，后正中线旁开1.5寸。

［归经］足太阳膀胱经。

［解剖位置］皮肤→皮下组织→斜方肌→菱形肌→上后锯肌→颈夹肌→竖脊肌。浅层布有第1、2胸神经后支的内侧皮支和伴行的肋间后动、静脉背侧支的内侧皮支。深层有第1、2胸神经后支的肌支和相应的肋间后动、静脉背侧支的分支等。

［功能主治］①颈项强痛，肩背痛。②咳嗽，气喘。③发热。

［针刺方法］斜刺0.5~0.8寸。

2. 穴组主治

临床主要用于治疗颈椎病、颈项强痛等。

3. 临床应用

（1）配伍加减： 阳明经疼痛者，可加曲池；三焦经疼痛者，可加肩井、外关等穴；小肠经疼痛者，可加后溪、天宗等穴。伴有颈性眩晕者，配晕痛针；若肩颈疼痛明显者，可取庄氏颈痛点（笔者经验穴，定位：在肩颈交界处，肩井与大椎连线中点处）。

（2）应用要点

①天柱穴直刺 1 寸，不可向延髓方向刺。针刺大杼时，注意深度，多往脊柱方向斜刺，直刺不可超过 1 寸。

②可配合电针、温针、神灯照射、穴位注射、经络注血疗法等综合治疗。

十、背三针（肺俞、风门、大杼）

1. 组穴

肺俞、风门、大杼（图 2-10）。

风门（BL 12）

［定位］在背部，当第 2 胸椎棘突下，后正中线旁开 1.5 寸。

［归经］足太阳膀胱经。

［解剖位置］皮肤→皮下组织→斜方肌→菱形肌→上后锯肌→颈夹肌→竖脊肌。浅层布有第 2、3 胸神经后支的内侧皮支和伴行的肋间后动、静脉背侧支的内侧皮支。深层有第 2、3 胸神经后支的肌支和相应的肋间后动、静脉背侧支的分支等。

［功能主治］①咳嗽。②头痛，鼻塞，鼻流清涕。③发热。

［针刺方法］斜刺 0.5~0.8 寸。

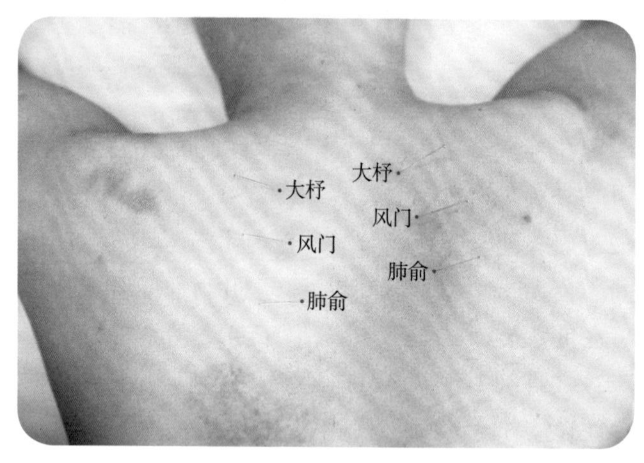

图 2-10　背三针

肺俞（BL 13）

［定位］在背部，当第 3 胸椎棘突下，后正中线旁开 1.5 寸。

［归经］足太阳膀胱经。

［解剖位置］皮肤→皮下组织→斜方肌→菱形肌→上后锯肌→竖脊肌。浅层布有第 3、4 胸神经后支的内侧皮支和伴行的肋间后动、静脉背侧支的内侧皮支。深层有第 3、4 胸神经后支的肌支和相应的肋间后动、静脉背侧支的分支等。

［功能主治］①咳嗽，气喘。②咯血，肺痨，潮热，盗汗。③小儿龟背。

［针刺方法］斜刺 0.5~0.8 寸。

大杼（BL 11）

见“颈三针”。

2. 穴组主治

临床主要用于治疗支气管炎、哮喘、过敏性鼻炎等肺系疾病，以及胸背痛症。

3. 临床应用

（1）配伍加减： 风热证者，配外关、曲池；风寒证者，配风池、列缺；痰热者，配丰隆、内庭；肺气虚者，配太渊；肾气虚者，配肾俞、太溪。

（2）应用要点

①注意针刺的深浅，垂直刺肺俞穴不可超过 0.7 寸，直刺 1 寸易造成气胸。斜刺时，可向内斜刺 1 寸。

②对于一些肺气虚弱、卫外功能较差而时常患感冒的患者，可在背三针处配合直接灸、温和灸、拔罐疗法等；对于过敏性鼻炎、哮喘等肺系疾病者，可在背三针行经络注血疗法或天灸疗法。

十一、肩三针（肩Ⅰ针、肩Ⅱ针、肩Ⅲ针）

1. 组穴

肩Ⅰ针、肩Ⅱ针、肩Ⅲ针（图 2–11）。

肩Ⅰ针

［定位］肩峰下的凹陷中。

肩Ⅱ针

［定位］肩Ⅰ针同水平前方 2 寸。

肩Ⅲ针

[定位] 肩Ⅰ针同水平后方2寸。

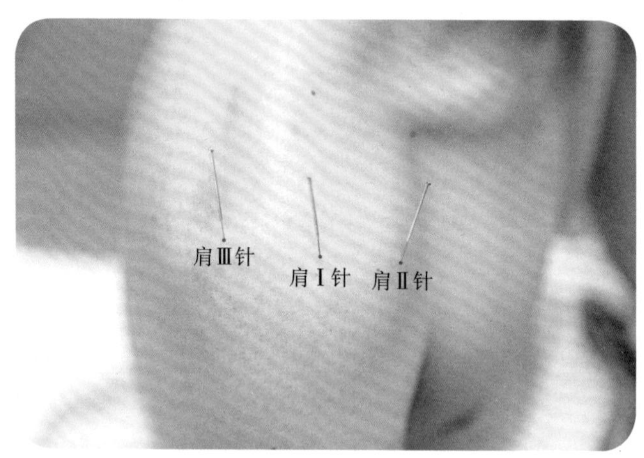

图2-11　肩三针

2. 穴组主治

临床主要用于治疗肩周炎、肩关节炎，症见上肢瘫痪、肩不能举。

3. 临床应用

（1）配伍加减：可根据疼痛所在的经络辨证选用配穴；久病痿证者，需深刺，并配关元、中脘、脾俞、肾俞。

（2）应用要点

①用1.5寸或2寸毫针，向肩关节方向刺入，以肩关节周围或向下有麻胀感为度。

②针后可行捻转手法，加电，或用红外线灯照射。也可配合经络注血疗法或在局部用拔罐疗法。

十二、手三针（曲池、外关、合谷）

1. 组穴

曲池、外关、合谷（图 2-12）。

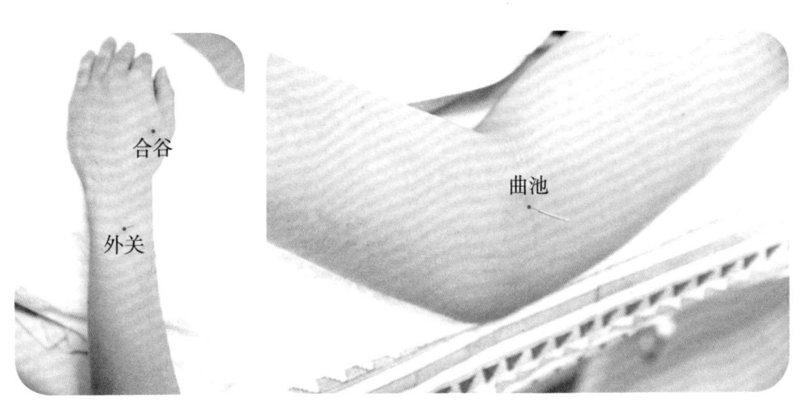

图 2-12 手三针

曲池（LI 11）

[定位] 在肘横纹外侧端，屈肘，当尺泽与肱骨外上髁连线的中点。

[归经] 手阳明大肠经。

[解剖位置] 皮肤→皮下组织→桡侧腕长伸肌和桡侧腕短伸肌→肱桡肌。浅层布有头静脉的属支和前臂后皮神经。深层有桡神经，桡侧返动、静脉和桡侧副动、静脉间的吻合支。

[功能主治] ①咽喉肿痛，齿痛，目疾。②瘾疹，湿疹，瘰疬。③热病，惊痫。④手臂肿痛，上肢不遂。

[针刺方法] 直刺 1~1.5 寸。

外关（TE 5）

［定位］在前臂背侧，腕背横纹上 2 寸，尺骨与桡骨间隙中点。

［归经］手少阳三焦经。

［解剖位置］皮肤→皮下组织→小指伸肌→拇长伸肌和食指伸肌。浅层布有前臂后皮神经，头静脉和贵要静脉的属支。深层有骨间后动、静脉和骨间后神经。

［功能主治］①耳鸣，耳聋。②热病，瘰疬。③胸胁痛，上肢痿痹。

［针刺方法］直刺 0.5~1 寸。

合谷（LI 4）

［定位］在手背，第 1、2 掌骨间，当第 2 掌骨桡侧中点处。

［归经］手阳明大肠经。

［解剖位置］皮肤→皮下组织→第 1 骨间背侧肌→拇收肌。浅层布有桡神经浅支、手背静脉网桡侧部和第 1 掌背动、静脉的分支或属支。深层布有尺神经深支的分支等。

［功能主治］①头痛，齿痛，目赤肿痛，咽喉肿痛，鼻衄，耳聋。②恶寒发热，无汗，多汗。③滞产，经闭，痛经。④中风失语，口眼㖞斜，口噤，上肢不遂。

［针刺方法］直刺 0.5~1 寸。针刺时手呈半握拳状。孕妇不宜针。

2. 穴组主治

临床主要用于治疗：①外感热病；②上肢运动障碍，如瘫痪、感觉障碍及肌肉关节病。

3. 临床应用

（1）配伍加减：手腕下垂者，配腕三针；手指麻木者，辨证选用同经络井穴点刺放血或用麦粒灸。

(2)应用要点：取曲池时令患者屈肘，刺 1~1.2 寸；取外关时令患者腕关节呈自然位，刺 0.5~1 寸，以得气为度。

十三、足三针（足三里、三阴交、太冲）

1. 组穴

足三里、三阴交、太冲（图 2-13）。

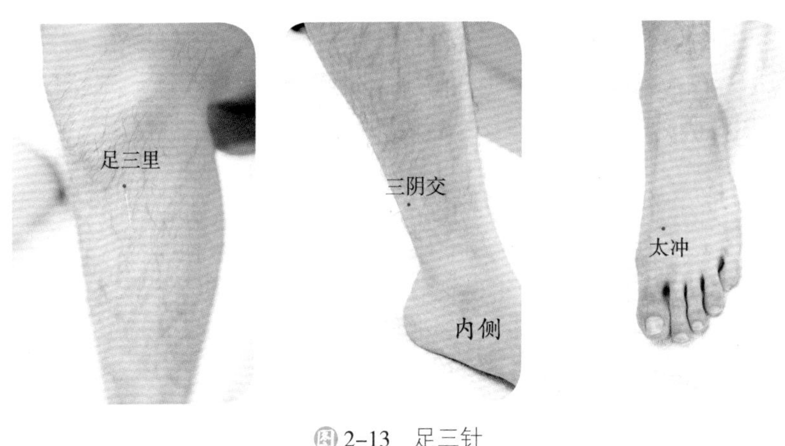

图 2-13 足三针

足三里（ST 36）

[定位]在小腿前外侧，当犊鼻下 3 寸，距胫骨前缘一横指（中指）处。

[归经]足阳明胃经。

[解剖位置]皮肤→皮下组织→胫骨前肌→趾长伸肌→小腿骨间膜→胫骨后肌。浅层布有腓肠外侧皮神经。深层有胫前动、静脉的分支或属支。

[功能主治]①胃痛，呕吐，呃逆，腹胀，腹痛，肠鸣，泄泻，

便秘。②热病，癫狂。③乳痈。④虚劳羸瘦。⑤膝足肿痛。

［针刺方法］直刺1~2寸。

三阴交（SP 6）

［定位］在小腿内侧，内踝尖上3寸，胫骨内侧缘后际。

［归经］足太阴脾经。

［解剖位置］皮肤→皮下组织→趾长屈肌→胫骨后肌→长屈肌。浅层布有隐神经的小腿内侧皮支，大隐静脉的属支。深层有胫神经和胫后动、静脉。

［功能主治］①月经不调，崩漏，带下，阴挺，不孕，滞产。②遗精，阳痿，遗尿，小便不利，疝气。③腹胀，肠鸣，泄泻。④下肢痿痹。

［针刺方法］直刺1~1.5寸。孕妇禁针。

太冲（LR 3）

［定位］在足背，当第1、2跖骨间，跖骨底结合部前方凹陷中，或触及动脉搏动处。

［归经］足厥阴肝经。

［解剖位置］皮肤→皮下组织→长伸肌腱与趾长伸肌腱之间→短伸肌腱的外侧→第1骨间背侧肌。浅层布有足背静脉网、足背内侧皮神经等。深层有腓深神经和第1趾背动、静脉。

［功能主治］①目赤肿痛，咽干，咽痛。②阴疝，前阴痛，少腹肿，遗尿，癃闭，小便不利，疝气。③腹胀，肠鸣，泄泻。④下肢痿痹。

［针刺方法］直刺0.5~1寸。

2. 穴组主治

临床主要用于治疗下肢感觉、运动障碍，如麻木、疼痛、无力、肌肉萎缩等。

3. 临床应用

（1）配伍加减： 久病痿痹者，宜适当深刺；弛缓性瘫痪者，可配手三针；痉挛性瘫痪者，可配手、足挛三针。

（2）应用要点

①取足三里时注意患者体位及下肢的屈伸状况，屈膝时在犊鼻穴下用一夫法定 3 寸，胫骨前嵴外开一横指处；伸膝时用同侧虎口卡住髌骨上缘，食指下旁开胫骨前嵴外开一横指处。

②针刺足三里时，成人用 1.5 寸针，小儿用 1 寸针，直刺，入针得气后嘱咐患者不要随意屈伸膝关节，以防引起疼痛或弯针。

③取三阴交时，沿胫骨内侧后缘直刺，以有麻胀或放电样针感为佳。

④太冲穴向涌泉穴方向透刺，使针感向足底放散为佳。

十四、手智针（内关、神门、劳宫）

1. 组穴

内关、神门、劳宫（图 2–14）。

内关（PC 6）

［定位］在前臂前区，腕掌侧远端横纹上 2 寸，掌长肌腱与桡侧腕屈肌腱之间。

［归经］手厥阴心包经。

［解剖位置］皮肤→皮下组织→桡侧腕屈肌腱与掌长肌腱之间→指浅屈肌→指深屈肌→旋前方肌。浅层分布有前臂内侧皮神经，前臂外侧皮神经的分支和前臂正中静脉。深层有正中神经及其伴

行的动、静脉，骨间前动、静脉和骨间前神经。

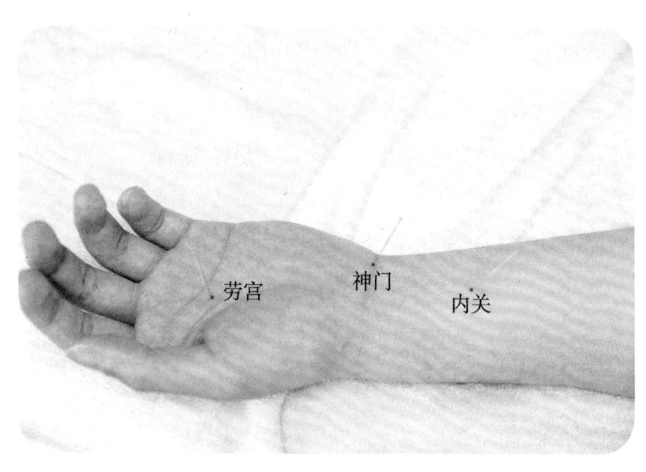

图 2-14　手智针

［功能主治］①心痛，心悸，胸闷。②胃痛，呕吐，呃逆。③癫狂痫。④肘臂挛痛。

［针刺方法］直刺 0.5~1 寸。

神门（HT 7）

［定位］在腕部，腕掌侧横纹尺侧端，尺侧腕屈肌腱的桡侧凹陷处。

［归经］手少阴心经。

［解剖位置］皮肤→皮下组织→尺侧腕屈肌腱的桡侧缘。浅层有前臂内侧皮神经，贵要静脉属支和尺神经掌支。深层有尺动、静脉和尺神经。

［功能主治］①失眠，健忘，痴呆，癫狂痫。②心痛，心烦，惊悸。

［针刺方法］避开尺动、静脉，直刺 0.3~0.5 寸。

劳宫（PC 8）

［定位］在手掌心，当第 2、3 掌骨之间偏于第 3 掌骨，握拳屈指时中指指尖处。

［归经］手厥阴心包经。

［解剖位置］皮肤→皮下组织→掌腱膜→桡侧两根指浅、深屈肌腱之间→第 2 蚓状肌桡侧→第 1 骨间掌侧肌和第 2 骨间背侧肌。浅层分布有正中神经的掌支和手掌侧静脉网。深层有指掌侧总动脉，正中神经的指掌侧固有神经。

［功能主治］①口疮，口臭，口渴。②心痛，烦满。③热病，癫狂痫。④呕吐，吐血。⑤鹅掌风。

［针刺方法］直刺 0.3~0.5 寸。

2. 穴组主治

临床主要用于治疗小儿精神发育迟缓、多动症，癫痫，失眠等。

3. 临床应用

（1）配伍加减：手足运动障碍者，配足智针；小儿脑瘫者，配智三针、四神针。

（2）应用要点：神门穴用 1 寸针直刺 0.5 寸（避开动、静脉）；取内关穴时要摆正手腕，使之处于一种自然体位，方能从两筋之间刺中穴位。

十五、腰三针（肾俞、大肠俞、委中）

1. 组穴

肾俞、大肠俞、委中（图 2–15）。

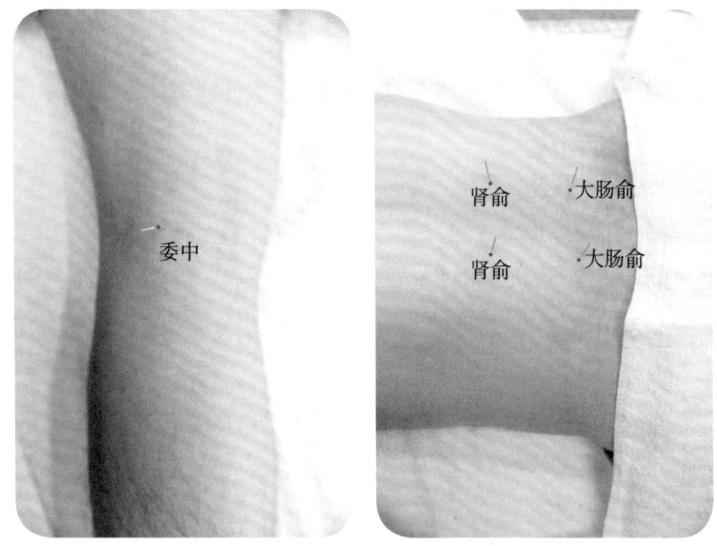

图 2-15　腰三针

肾俞（BL 23）

［定位］在腰部，当第 2 腰椎棘突下，后正中线旁开 1.5 寸。

［归经］足太阳膀胱经。

［解剖位置］皮肤→皮下组织→背阔肌腱膜和胸腰筋膜浅层→竖脊肌。浅层布有第 2、3 腰神经后支的皮支及其伴行的动、静脉。深层有第 2、3 腰神经后支的肌支和相应腰动、静脉背侧支分支或属支。

［功能主治］①遗尿，遗精，阳痿，早泄，月经不调，带下，不孕。②多食善饥，身瘦。③耳鸣，耳聋。④腰痛。

［针刺方法］直刺 0.5~1 寸。

大肠俞（BL 25）

［定位］在腰部，当第 4 腰椎棘突下，后正中线旁开 1.5 寸。

［归经］足太阳膀胱经。

[解剖位置] 皮肤→皮下组织→背阔肌腱膜和胸腰筋膜浅层→竖脊肌。浅层布有第4、5腰神经后支的皮支及其伴行的动、静脉。深层有第4、5腰神经后支的肌支和有关动、静脉背侧支分支或属支。

[功能主治] ①腰痛。②腹胀，腹痛，肠鸣，泄泻，便秘。

[针刺方法] 直刺0.5~1.2寸。

委中（BL 40）

[定位] 在腘横纹中点，当股二头肌腱与半腱肌腱中间。

[归经] 足太阳膀胱经。

[解剖位置] 皮肤→皮下组织→腓肠肌内、外侧头。浅层布有股后皮神经和小隐静脉。深层有胫神经，腘动、静脉和腓肠动脉等。

[功能主治] ①小腹痛，小便不利，遗尿。②腰背痛，下肢痿痹。

[针刺方法] 直刺1~1.5寸，或用三棱针点刺腘静脉出血。

2. 穴组主治

临床主要用于治疗腰椎的退行性病变，如腰痛、骨质增生、腰肌劳损、风湿痛，以及性功能障碍、遗精、阳痿、月经不调等。

3. 临床应用

（1）配伍加减： 对于慢性腰痛，或伴见瘀血症状者，可同刺双侧委中，若出针出血可让其自然流血。

（2）应用要点

①患者取俯卧位，用1.5寸针直刺1.2寸深，以腰部出现酸麻、胀感为佳。

②可在膀胱经上用多罐、走罐、穴位注射、经络注血、神灯照射等辅助方法。

十六、膝三针（双膝眼、梁丘、血海）

1. 组穴

膝眼（内、外）、梁丘、血海（图 2-16）。

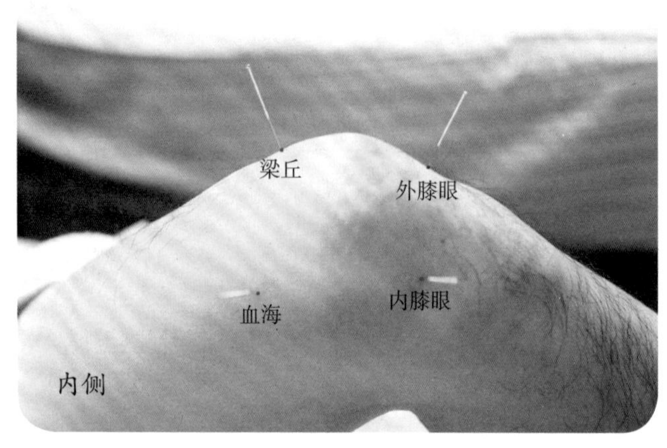

图 2-16 膝三针

膝眼（外膝眼 ST 35　内膝眼 EX-LE 4）

［定位］屈膝，在髌韧带两侧凹陷处，在内侧的称内膝眼，在外侧的称外膝眼。

［归经］外膝眼：足阳明胃经；内膝眼：经外奇穴。

［解剖位置］皮肤→皮下组织→髌韧带与髌内侧支持带之间（内膝眼）、髌韧带与髌外侧支持带之间（外膝眼）→膝关节囊→翼状皱襞。浅层布有股神经前皮支，隐神经的髌下支和膝关节动、静脉网。深层有膝关节腔。

［功能主治］膝肿痛。

［针刺方法］外膝眼：屈膝 90° ，向后内斜刺 1~1.5 寸。内膝眼：屈膝 90° ，从前内向后外与额状面呈 45° 斜刺 0.5~1 寸。

梁丘（ST 34）

［定位］屈膝，在大腿前面，当髂前上棘与髌底外侧端的连线，髌骨外上方 2 寸处。

［归经］足阳明胃经。

［解剖位置］皮肤→皮下组织→阔筋膜→股直肌腱与股外侧肌之间→股中间肌腱的外侧。浅层布有股神经的前皮支和股外侧皮神经。深层有旋股外侧动、静脉的降支和股神经的肌支。

［功能主治］①胃痛。②乳痈，乳痛。③膝关节肿痛，下肢不遂。

［针刺方法］直刺 1~1.5 寸。

血海（SP 40）

［定位］屈膝，在大腿内侧，髌底内侧端上方 2 寸，当股四头肌内侧头的隆起处。

［归经］足太阴脾经。

［解剖位置］皮肤→皮下组织→股内侧肌。浅层布有股神经前皮支，大隐静脉的属支。深层有股动、静脉的肌支和股神经的肌支。

［功能主治］①月经不调，经闭，崩漏。②湿疹，风疹。

［针刺方法］直刺 1~1.5 寸。

2. 穴组主治

临床主要用于治疗各种膝关节疾病，如膝关节骨质增生、关节炎、扭伤、肿胀或无力等。

3. 临床应用

（1）配伍加减：风盛者加风池、风府，可散风息风，通关开窍；寒盛者加肾俞、关元，可培补元气，散寒止痛；湿盛者加阴陵泉、足三里，可健脾渗湿，通腑化痰；热盛者加大椎、曲池，可清热解表，消肿止痛。

（2）应用要点

①屈膝取穴，取仰卧位针治时，可以在患者膝下垫一个高枕，使患者双膝呈自然屈膝状。膝眼穴宜斜刺，可刺 1~1.5 寸深，避免刺入关节腔内；血海、梁丘穴用 1.5 寸针直刺 1.2 寸深，以得气为度。

②可在膀胱经上用多罐、走罐、穴位注射、经络注血、神灯照射等辅助疗法。

十七、足智针（涌泉、泉中、泉中内）

1. 组穴

涌泉、泉中、泉中内（图 2–17）。

涌泉（KI 1）

［定位］在足底部，屈足卷趾时足心最凹陷处，约当足底第 2、3 趾蹼缘与足跟连线的前 1/3 与后 2/3 交点上。

［归经］足少阴肾经。

［解剖位置］皮肤→皮下组织→足底腱膜（跖腱膜）→第 2 跖足底总神经→第 2 蚓状肌。浅层布有足底内侧神经的分支。深层有第 2 趾足底总神经和第 2 趾足底总动、静脉。

［功能主治］①发热，心烦，惊风。②咽喉肿痛，咳嗽，气喘。

③便秘，小便不利。④足心热，腰脊痛。

[针刺方法] 直刺 0.5~1 寸。

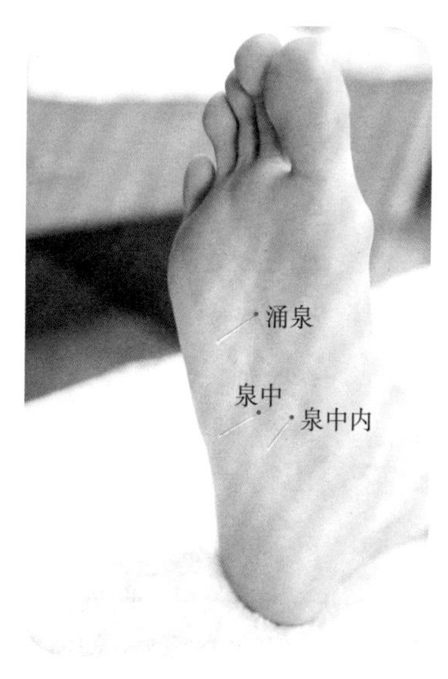

图 2-17　足智针

泉中

[定位] 在第 3 趾跖关节横纹至足跟后缘连线中点。

[归经] 经外奇穴。

[解剖位置] 皮肤→皮下组织→足底腱膜（跖腱膜）→第 2 跖足底总神经→第 2 蚓状肌。浅层布有足底内、外侧神经的分支。深层有骨间肌、足底总神经和胫前动脉之足底弓。

[功能主治] ①功能性瘫痪，下肢痉挛。②癔症，狂躁。

[针刺方法] 直刺 0.5~1 寸。

泉中内

[定位] 平泉中穴向内旁开一横指。

[归经] 经外奇穴。

[解剖位置] 皮肤→皮下组织→足底腱膜（跖腱膜）→第 1、2 跖足底总神经→蚓状肌。浅层布有足底内侧神经的分支。深层有骨间肌、足底总神经和足底总动、静脉。

[功能主治] 自闭症，哑不能言。

[针刺方法] 直刺 0.5~1 寸。

2. 穴组主治

临床主要用于治疗儿童自闭症、精神发育迟缓，以及多静少言、哑不能言等症。

3. 临床应用

（1）配伍加减：与脑三针、颞三针、智三针、四神针、手三针、足三针、手智针相配，称靳氏“脑瘫八项”，可治疗小儿脑瘫或精神发育迟缓。语言发育迟缓者可加舌三针；双眼不正，注意力不集中者可加定神针；上肢活动能力差者可加手三针，下肢活动能力差者可加足三针。肝郁气滞证，针刺涌泉时针向太冲方向透刺，常配合透四关。

（2）应用要点

①以患者觉得足底发热，或整个下肢有股热流在走动为佳。

②直刺泉中和泉中内时，泉中内向涌泉方向斜刺为泻，泉中内稍向足内侧斜刺为补。

十八、痿三针（上肢痿：曲池、合谷、尺泽；下肢痿：足三里、三阴交、太溪）

1. 组穴

上肢痿：曲池、合谷、尺泽。

下肢痿：足三里、三阴交、太溪（图 2–18）。

上肢痿

曲池（LI 11）、合谷（LI 4）

见“手三针”。

尺泽（LU 5）

［定位］肘横纹上，肱二头肌腱桡侧凹陷中。

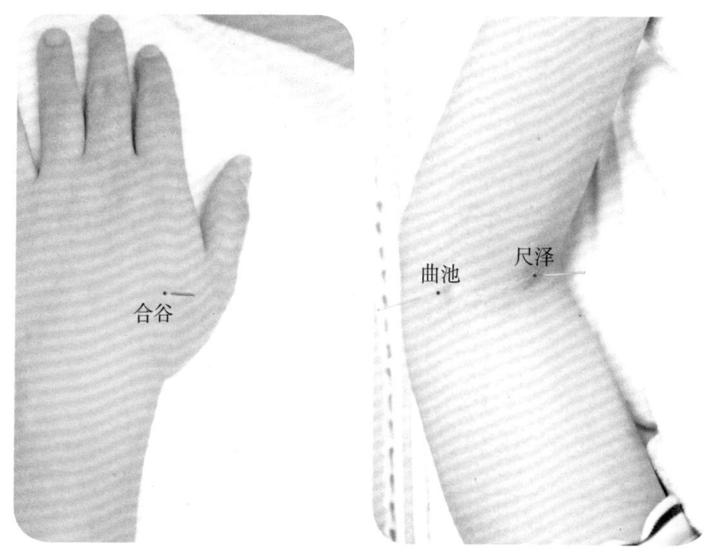

（1）上肢痿

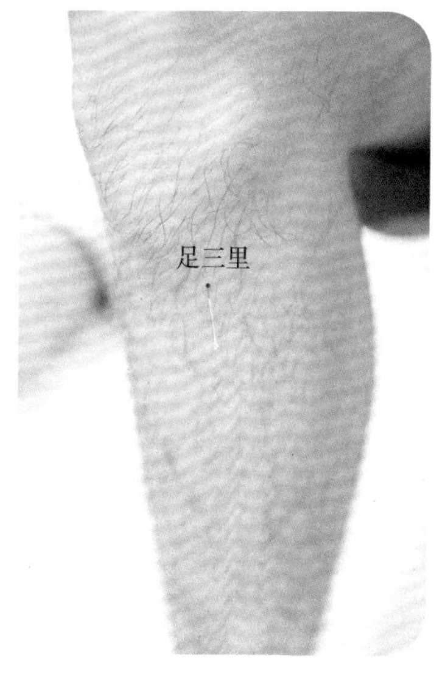

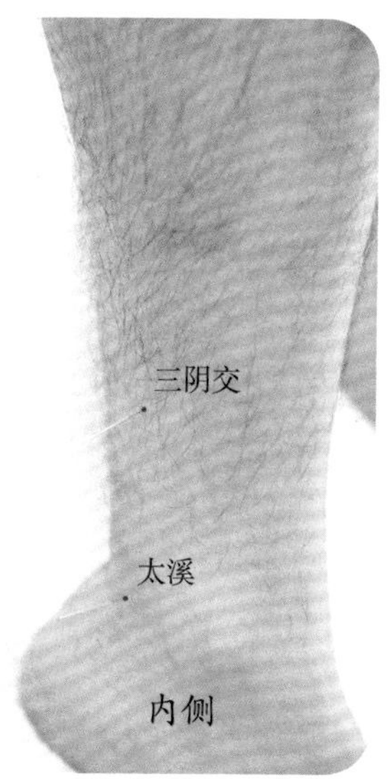

（2）下肢痿

图 2-18 痿三针

［归经］手太阴肺经。

［解剖位置］皮肤→皮下组织→肱桡肌→桡神经→肱肌。浅层布有前臂外侧皮神经，头静脉等。深层有桡神经，桡侧副动、静脉前支，桡侧返动、静脉等。

［功能主治］①咳嗽，气喘，咯血，胸满，咽喉肿痛。②干呕，泄泻。③小儿惊风。④肘臂痛。

［针刺方法］直刺 0.8~1.2 寸，或点刺出血。

下肢痿

足三里（ST 36）、三阴交（SP 6）

见“足三针”。

太溪（KI 3）

［定位］在踝区，内踝尖与跟腱之间的凹陷处。

［归经］足少阴肾经。

［解剖位置］皮肤→皮下组织→胫骨后肌腱、趾长屈肌腱与跟腱、跖肌腱之间→踇长屈肌。浅层布有隐神经的小腿内侧皮支，大隐静脉的属支。深层有胫神经和胫后动、静脉。

［功能主治］①月经不调，遗精，阳痿。②咳嗽，气喘，咯血，胸痛，咽喉肿痛，齿痛。③消渴，便秘。④腰背痛，下肢冷痛。

［针刺方法］直刺 0.5~1 寸。

2. 穴组主治

临床主要用于治疗痿证（肢体肌肉萎缩、无力、活动障碍、截瘫、瘫痪）。

3. 临床应用

（1）配伍加减：上肢瘫加外关、内关；下肢瘫加太冲、髀关。

（2）应用要点：常规针法，手法以补法为主。

十九、祸三针（颧髎、太阳、下关）

1. 组穴

颧髎、太阳、下关（图 2-19）。

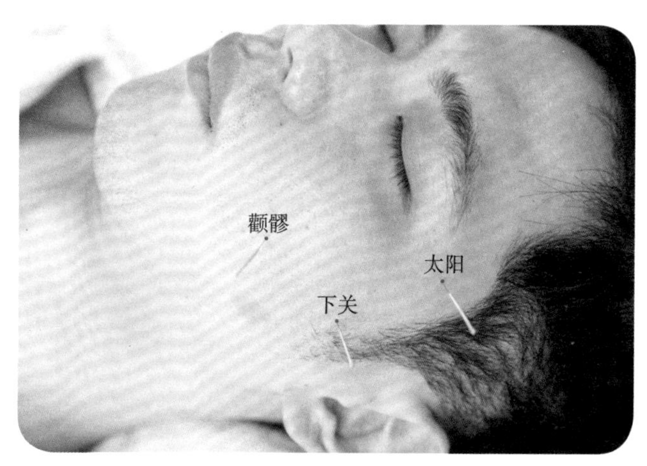

图 2-19 祸三针

颧髎（SI 18）

［定位］在面部，当目外眦直下，颧骨下缘凹陷处。

［归经］手太阳小肠经。

［解剖位置］皮肤→皮下组织→颧肌→咬肌→颞肌。浅层布有上颌神经的眶下神经分支，面神经的颧支、颊支，面横动、静脉的分支或属支。深层有三叉神经的下颌神经分支分布。

［功能主治］①口眼㖞斜，眼睑瞤动。②目赤，目黄。③齿痛，颊肿。

［针刺方法］直刺 0.3~0.5 寸，斜刺或平刺 0.5~1 寸。

太阳（EX-HN 5）

见“晕痛针”。

下关（ST 7）

见“叉三针”。

2. 穴组主治

临床主要用于治疗面部黄褐斑、雀斑、粉刺、黑褐斑。

3. 临床应用

（1）配伍加减：根据斑点、粉刺的所在部位配合使用阿是穴。

（2）应用要点

①用常规针法针刺，针刺后可用疏密波的疏波加电。

②可皮下注射维生素 B_{12}，用于改善面部局部血液循环。

二十、乳三针（乳根、肩井、膻中）

1. 组穴

乳根、肩井、膻中（图 2-20）。

乳根（ST 18）

［定位］在胸部，当乳头直下，乳房根部，第 5 肋间隙，前正中线旁开 4 寸。

［归经］足阳明胃经。

［解剖位置］皮肤→皮下组织→胸大肌。浅层布有第 5 肋间神经外侧皮支，胸腹壁静脉的属支。深层有胸外侧动、静脉的分支或属支，胸内、外侧神经的分支，第 5 肋间后动、静脉。

［功能主治］①咳嗽，气喘，胸满，胸痛。②乳痈，乳癖，乳汁少。

［针刺方法］斜刺或平刺 0.5~0.8 寸。

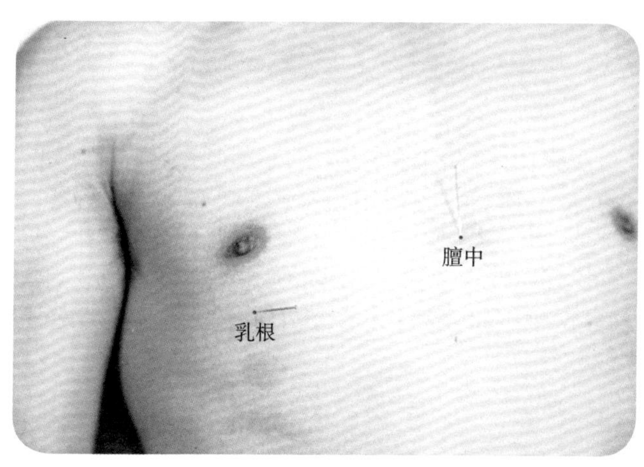

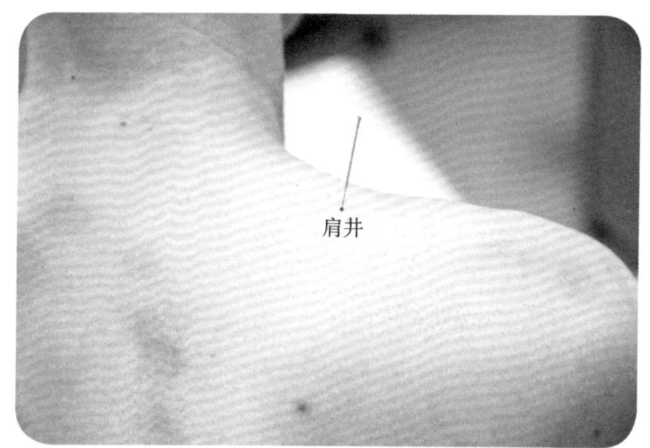

图 2-20 乳三针

肩井（GB 21）

［定位］在肩上，当大椎与肩峰最外侧点连线的中点。

[归经] 足少阳胆经。

[解剖位置] 皮肤→皮下组织→斜方肌→肩胛提肌。浅层布有锁骨上神经及颈浅动、静脉的分支或属支。深层有颈横动、静脉的分支或属支和肩胛背神经的分支。

[功能主治] ①头痛，眩晕。②颈项强痛，肩背疼痛，上肢不遂。③瘰疬。④乳痈，乳汁少，滞产。

[针刺方法] 直刺 0.3~0.5 寸，切忌深刺、捣刺。孕妇禁针。

膻中（CV 17）

[定位] 在胸部，前正中线上，平第 4 肋间，两乳头连线的中点。若女性两乳下垂，则从锁骨往下摸至第 4 肋间骨处之胸骨中央，即是本穴。

[归经] 任脉。

[解剖位置] 皮肤→皮下组织→胸骨体。主要布有第 4 肋间神经前皮支和胸廓内动、静脉的穿支。

[功能主治] ①胸闷，心痛，咳嗽，气喘。②产后乳少。③噎膈。

[针刺方法] 平刺 0.3~0.5 寸。

2. 穴组主治

临床主要用于治疗乳腺增生、乳汁不足、乳腺的良性肿块、乳痈等乳房疾病。

3. 临床应用

（1）配伍加减： 气血不足者配脾俞、足三里；肝气郁结者配内关、太冲；痰浊阻滞者配中脘、丰隆。气血不足、痰浊阻滞者，可加用灸法。

（2）应用要点

①乳根穴须在肋间进针，沿肋骨下刺入，忌直刺，针感向肋间放散为佳。

②膻中穴平刺或斜刺 0.3~0.5 寸，入针后针尖向下斜刺。

③肩井穴向肩后斜刺、浅刺 0.5~0.8 寸，不可向正中深刺，防止气胸。若针刺肩井穴后患者出现胸闷、气促、呼吸困难等情况，应立即出针，急诊就诊。

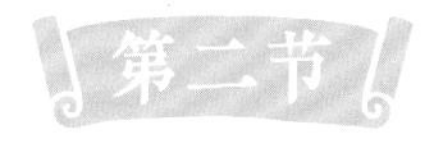

“内景三针”穴组

腧穴居于体表，是体内外相通的重要部位，且为脏腑之气转输、聚集于体表之处，有调整气血、平衡阴阳、和调脏腑的作用。“经络所过，主治所及”，经络所过之处都可治疗其相关脏腑病。以下 14 组穴位均以经络脏腑相关原理组穴，形成了“内景三针”体系。

一、胃三针（中脘、内关、足三里）

1. 组穴

中脘、内关、足三里（图 2–21）。

中脘（CV 12）

［定位］在上腹部，前正中线上，当脐中上 4 寸。

［归经］任脉。

［解剖位置］皮肤→皮下组织→腹白线→腹横筋膜→腹膜外脂

肪→壁腹膜。浅层布有第 8 胸神经前支的前皮支和腹壁浅静脉的属支。深层主要有第 8 胸神经前支的分支。

［功能主治］①胃痛，腹胀，腹中积聚，泄泻，便秘。②呕吐，食欲不振，黄疸。

［针刺方法］斜刺或平刺 1~1.5 寸。

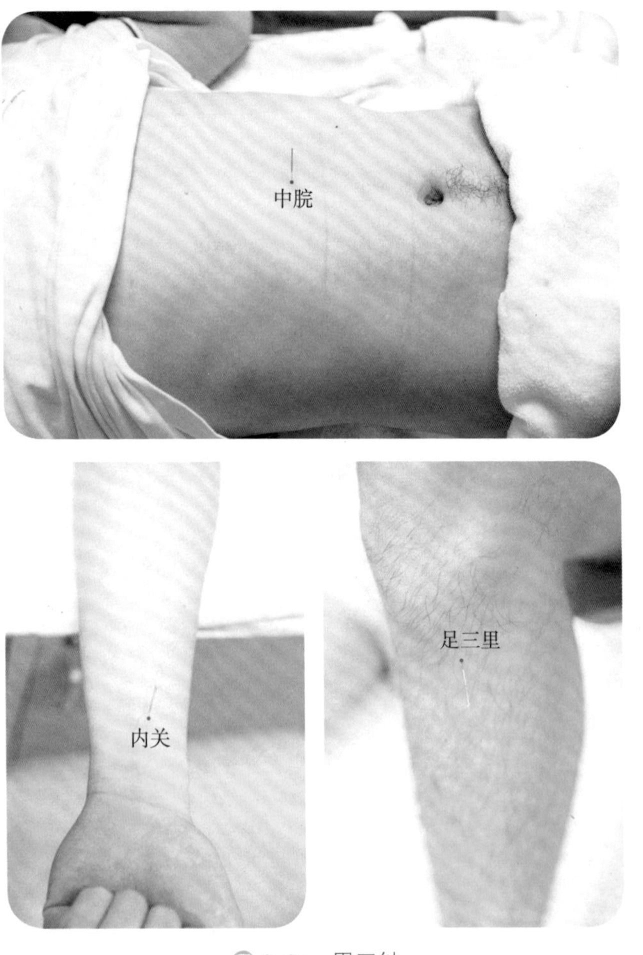

图 2-21　胃三针

内关（PC 6）

［定位］在前臂前区，腕掌侧远端横纹上 2 寸，桡侧腕屈肌腱与掌长肌腱之间。

［归经］手厥阴心包经。

［解剖位置］皮肤→皮下组织→桡侧腕屈肌腱与掌长肌腱之间→指浅屈肌→指深屈肌→旋前方肌。浅层布有前臂内侧皮神经，前臂外侧皮神经的分支和前臂正中静脉。深层有正中神经及其伴行的动、静脉，骨间前动、静脉和骨间前神经。

［功能主治］①心痛，心悸，胸闷。②胃痛，呕吐，呃逆。③癫狂痫。④肘臂挛痛。

［针刺方法］直刺 0.5~1 寸。

足三里（ST 36）

［定位］在小腿前外侧，当犊鼻穴下 3 寸，距胫骨前缘一横指（中指）处。

［归经］足阳明胃经。

［解剖位置］皮肤→皮下组织→胫骨前肌→趾长伸肌→小腿骨间膜→胫骨后肌。浅层布有腓肠外侧皮神经。深层有胫前动、静脉的分支或属支。

［功能主治］①胃痛，呕吐，呃逆，腹胀，腹痛，肠鸣，泄泻，便秘。②热病，癫狂。③乳痈。④虚劳羸瘦。⑤膝足肿痛。

［针刺方法］直刺 1~2 寸。

2. 穴组主治

临床主要用于治疗胃脘痛、胃炎、胃溃疡、消化不良等胃脘部疾病。

3. 临床应用

（1）配伍加减：治疗各种原因引起的胃脘痛，可配合使用梁丘、公孙穴。

（2）应用要点

①患者取仰卧位，可解开患者裤带，使其呼吸顺畅。

②按压中脘穴待患者自觉穴下有酸胀感后，再以 1.5 寸针缓慢进针，可刺 1~1.2 寸，以针下沉紧为好。可配合呼吸补泻。

③多用捻转补泻法，提插补泻应根据患者的胖瘦来定。腹壁肌肉、脂肪较厚者，可以行提插补泻法。

④取内关穴时，令患者双手放平，按压穴位使患者有酸胀感，然后以 1 寸或 1.5 寸针直刺 0.8~1 寸，以局部有麻胀或放电样感为佳，多用捻转或刮针手法，也可配合呼吸补泻。

⑤取足三里时，以 1.5 寸毫针缓慢刺入，以针感向下传导为佳，也可行提插补泻法。

二、肠三针（天枢、关元、上巨虚）

1. 组穴

天枢、关元、上巨虚（图 2–22）。

天枢（ST 25）

［定位］在腹中部，横平脐中，前正中线旁开 2 寸。

［归经］足阳明胃经。

［解剖位置］皮肤→皮下组织→腹直肌鞘前壁→腹直肌。浅层布有第 9、10、11 胸神经前支的外侧皮支和前皮支及脐周静脉网。深层有腹壁上、下动、静脉的吻合支，第 9、10、11 胸神经前支

的肌支。

［功能主治］①腹痛，腹胀，肠鸣，泄泻，便秘。②月经不调，痛经。

［针刺方法］直刺 1~1.5 寸。

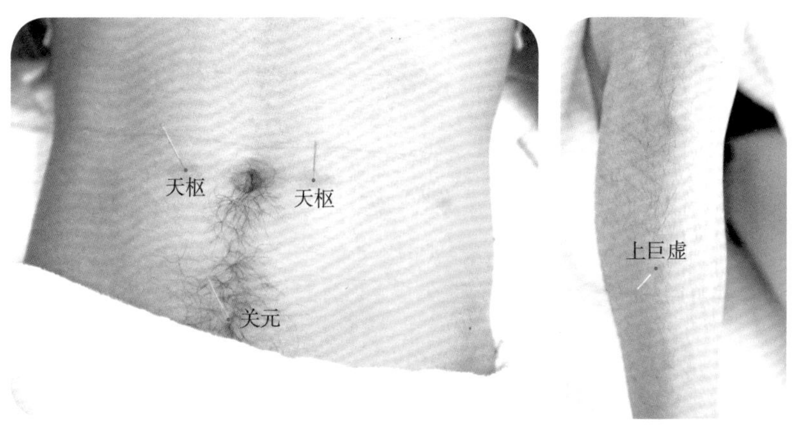

图 2-22　肠三针

关元（CV 4）

［定位］在下腹部，前正中线上，当脐中下 3 寸。

［归经］任脉。

［解剖位置］皮肤→皮下组织→腹白线→腹横筋膜→腹壁外脂肪→壁腹膜。浅层主要有第 12 胸神经前支的前皮支和腹壁浅动、静脉的分支或属支。深层主要有第 12 胸神经前支的分支。

［功能主治］①癃闭，尿频，阳痿，遗精，痛经，经闭，崩漏，带下，阴挺，恶露不尽，不孕。②疝气，小腹疼痛。③腹泻。④虚劳羸瘦。

［针刺方法］直刺 1~1.5 寸，需排尿后进行针刺。孕妇慎用。

上巨虚（ST 37）

［定位］在小腿前外侧，当犊鼻下6寸，距胫骨前缘一横指（中指）。

［归经］足阳明胃经。

［解剖位置］皮肤→皮下组织→胫骨前肌→趾长伸肌→小腿骨间膜→胫骨后肌。浅层布有腓肠外侧皮神经。深层有胫前动、静脉和腓深神经。如深刺可能刺中胫后动、静脉和胫神经。

［功能主治］①腹痛，泄泻，便秘，肠鸣，肠痈。②半身不遂，下肢痿痹，脚气。

［针刺方法］直刺1~1.5寸。

2. 穴组主治

临床主要用于治疗腹痛、肠炎、痢疾、便秘等肠道疾病。

3. 临床应用

（1）配伍加减：寒湿内盛者配阴陵泉、脾俞；肠腑湿热者配曲池、下巨虚；食滞肠胃者配下脘、梁门；肝气乘脾者配期门、太冲；脾胃虚弱者配脾俞、足三里；肾阳虚衰者配肾俞、命门。治疗各种原因引起的胃脘痛，可配合使用梁丘、公孙。水样便可配关元、下巨虚。

（2）应用要点

①患者取仰卧位，将其裤带退至横骨穴水平处，不要穿太紧的裤子，以免影响经气的运行和针感。

②针刺天枢和关元可选1.5寸的针，以舒张进针法缓慢入针，刺1~1.2寸深。如果属虚证、寒证，可用神灯照射、温针灸或温和灸。

③取上巨虚时，以指压探寻最敏感点。肠道疾病者在上巨虚有明显的压痛点，以缓慢进针法准确针刺，针感较强。

④对急性肠炎或痢疾，可选用维生素 B_{12}、维丁胶性钙、人体胎盘组织液或 654–2 注射液在上巨虚或足三里处进行穴位注射。

三、胆三针（日月、期门、阳陵泉）

1. 组穴

日月、期门、阳陵泉（图 2–23）。

日月（GB 24）

[定位] 在胸部，当乳头直下，第 7 肋间隙，前正中线旁开 4 寸。

[归经] 足少阳胆经。

[解剖位置] 皮肤→皮下组织→腹外斜肌→肋间外肌。浅层布有第 6、7、8 肋间神经外侧皮支和伴行的动、静脉。深层有第 7 肋间神经和第 7 肋间后动、静脉。

[功能主治] ①黄疸，呕吐，吞酸，呃逆。②胁肋胀痛。

[针刺方法] 斜刺或平刺 0.5~0.8 寸。

期门（LR 14）

[定位] 在胸部，当乳头直下，第 6 肋间隙，前正中线旁开 4 寸。

[归经] 足厥阴肝经。

[解剖位置] 皮肤→皮下组织→胸大肌下缘→腹外斜肌→肋间外肌→肋间内肌。浅层布有第 6 肋间神经的外侧皮支，胸腹壁静脉的属支。深层有第 6 肋间神经和第 6 肋间后动、静脉的分支或属支。

[功能主治] ①胁下积聚，气喘，呃逆，胸胁胀痛。②呕吐，

腹胀，泄泻。③乳痈。

[针刺方法] 斜刺 0.5~0.8 寸。

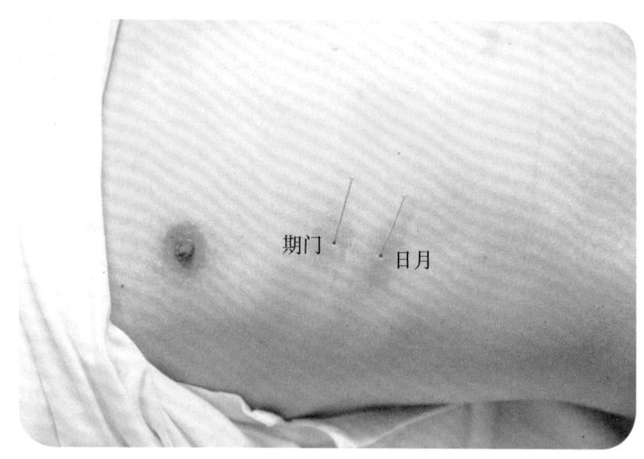

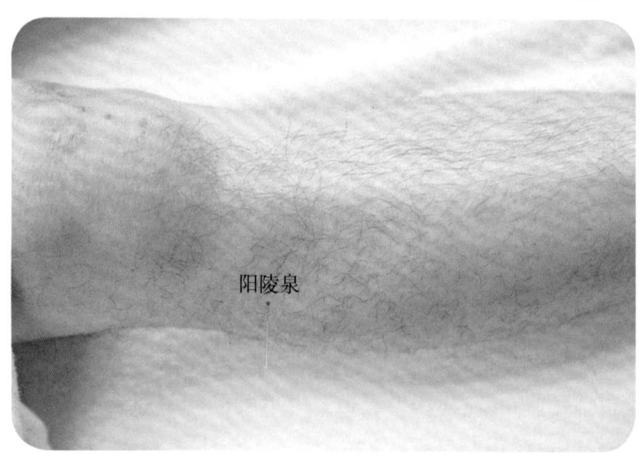

图 2-23　胆三针

阳陵泉（GB 34）

[定位] 在小腿外侧，当腓骨头前下方凹陷处。

[归经] 足少阳胆经。

［解剖位置］皮肤→皮下组织→腓骨长肌→趾长伸肌。浅层布有腓肠外侧皮神经。深层有胫前返动、静脉，膝下外侧动、静脉的分支或属支和腓总神经分支。

［功能主治］①口苦，呕吐，吞酸。②下肢痿痹，膝肿痛。③胁痛。

［针刺方法］直刺 1~1.5 寸。

2. 穴组主治

临床主要用于治疗急性胆囊炎、胆道结石、胆道蛔虫等胆腑疾病及黄疸、胁痛等。

3. 临床应用

（1）配伍加减：支沟为手少阳三焦经经穴，与阳陵泉一上一下和解少阳，疏泄肝胆。阴黄者可加灸。

（2）应用要点

①患者取仰卧位。

②针刺右侧期门和日月，多用平刺，不宜直刺、深刺、大幅度提插，以免伤及肝胆。

③取阳陵泉时，先按压穴位使产生酸胀感后再进针，可刺入 1~1.5 寸，避免用深刺、强刺激手法，以免伤及腓神经。

四、尿三针（关元、中极、三阴交）

1. 组穴

关元、中极、三阴交（图 2–24）。

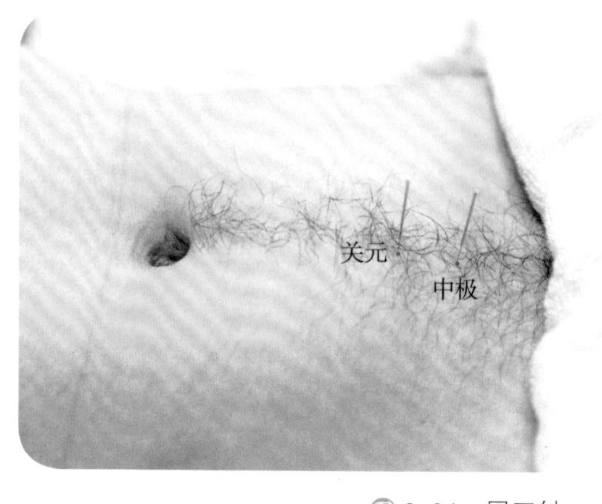

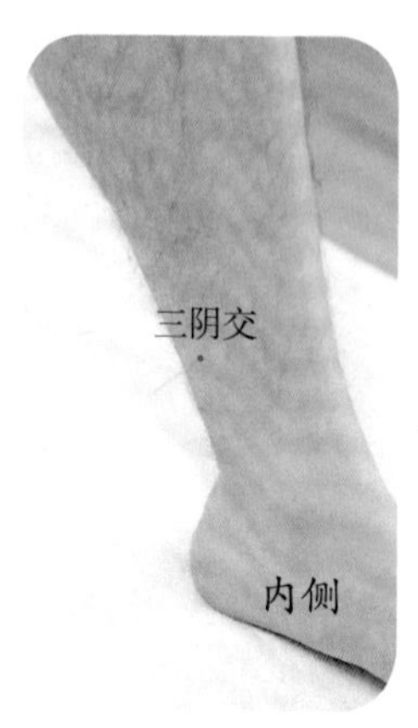

图 2-24　尿三针

关元（CV 4）

见“肠三针”。

中极（CV 3）

［定位］在下腹部，前正中线上，当脐中下 4 寸。

［归经］任脉。

［解剖位置］皮肤→皮下组织→腹白线→腹横筋膜→腹壁外脂肪→壁腹膜。浅层主要布有髂腹下神经的前皮支和腹壁浅动、静脉的分支或属支。深层主要有髂腹下神经的分支。

［功能主治］①遗尿，小便不利，带下，月经不调，崩漏，阴挺，阴痒，恶露不尽，不孕。②遗精，阳痿，疝气。

［针刺方法］直刺 1~1.5 寸，需排尿后进行针刺。孕妇禁针。

三阴交（SP 6）

［定位］在小腿内侧，内踝尖上 3 寸，胫骨内侧缘后际。

［归经］足太阴脾经。

［解剖位置］皮肤→皮下组织→趾长屈肌→胫骨后肌→踇长屈

肌。浅层布有隐神经的小腿内侧皮支，大隐静脉的属支。深层有胫神经和胫后动、静脉。

［功能主治］①月经不调，崩漏，带下，阴挺，不孕，滞产。②遗精，阳痿，遗尿，小便不利，疝气。③腹胀，肠鸣，泄泻。④下肢痿痹。

［针刺方法］直刺 1~1.5 寸。孕妇禁针。

2. 穴组主治

临床主要用于治疗腹痛、泌尿系统疾病，尤其是用于治疗尿多、尿少、尿闭等。

3. 临床应用

（1）配伍加减： 妇人产后尿潴留，可加阴三针；肝郁气滞者，可加胆三针、四关穴；气虚者加足三里、脾俞；血虚者加血海、脾俞；肾虚者加肾俞、太溪。

（2）应用要点

①患者取仰卧位，将其裤带退至横骨穴水平处，针前令患者排空小便，以免刺伤膀胱。

②取关元时，以 1.5 寸针慢慢入针，直刺 0.8~1 寸，得气即可。

③中极的针法与关元相同，不宜深刺或用强刺激手法，以免伤及脏器。

④取三阴交时，摸准胫骨内侧后缘，在靠近胫骨处入针。

⑤可辅助使用灸法或用红外灯照射。

五、脂三针（内关、足三里、三阴交）

1. 组穴

内关、足三里、三阴交（图 2–25）。

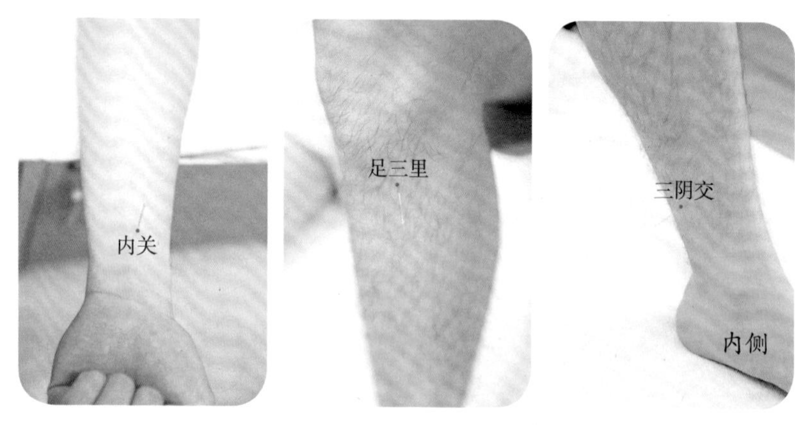

图 2–25 脂三针

内关（PC 6）、足三里（ST 36）

见“胃三针”。

三阴交（SP 6）

见“尿三针”。

2. 穴组主治

临床主要用于治疗中风后遗症、胆固醇增高、高脂血症、动脉硬化、冠心病等。

3. 临床应用

（1）配伍加减： 体型肥胖者，可加肥三针、三阴交；肢体活动障碍者，可加手三针、足三针。

（2）应用要点： 常规针法，留针 30 分钟，根据具体情况进行补泻，不用加电。

六、肥三针（中脘、带脉、足三里）

1. 组穴

中脘、带脉、足三里（图 2–26）。

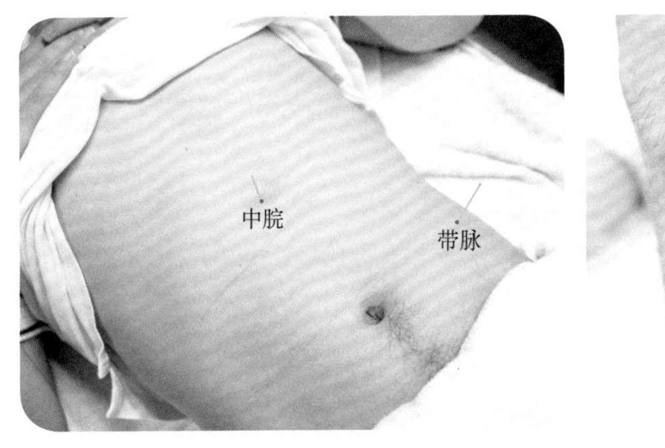

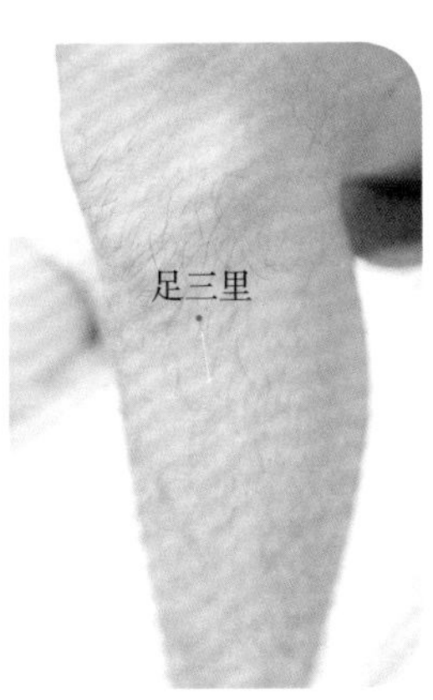

图 2–26　肥三针

中脘（CV 12）、足三里（ST 36）

见“胃三针”。

带脉（GB 26）

［定位］在侧腹部，第 11 肋骨游离端垂线与脐水平线的交点上。

［归经］足少阳胆经。

［解剖位置］皮肤→皮下组织→腹外斜肌→腹内斜肌→腹横肌。

浅层布有第 9、10、11 胸神经前支的外侧皮支和伴行的动、静脉。深层有第 9、10、11 胸神经前支的肌支和相应的动、静脉。

[功能主治] ①赤白带下，月经不调，疝气。②小腹疼痛，腰胁痛。

[针刺方法] 直刺 0.8~1 寸。

2. 穴组主治

临床主要用于治疗肥胖症，尤以腹部肥大者为佳。

3. 临床应用

（1）配伍加减： 功能性消化不良者，可加内关、肠三针；肝气郁结者，可加胆三针、四关穴。

（2）应用要点

①取中脘穴时，针刺较深。由于肥胖症患者的脂肪层很厚，可根据其体型定深浅，在临床上宜小心谨慎。

②取带脉穴时，选 4 寸针或 4 寸以上的长针，入针后沿着腹壁向肚脐围刺，即双侧带脉透刺。

③针后用疏密波加电 30~40 分钟。

七、痫三针（内关、申脉、照海）

1. 组穴

内关、申脉、照海（图 2–27）。

内关（PC 6）

见“胃三针”。

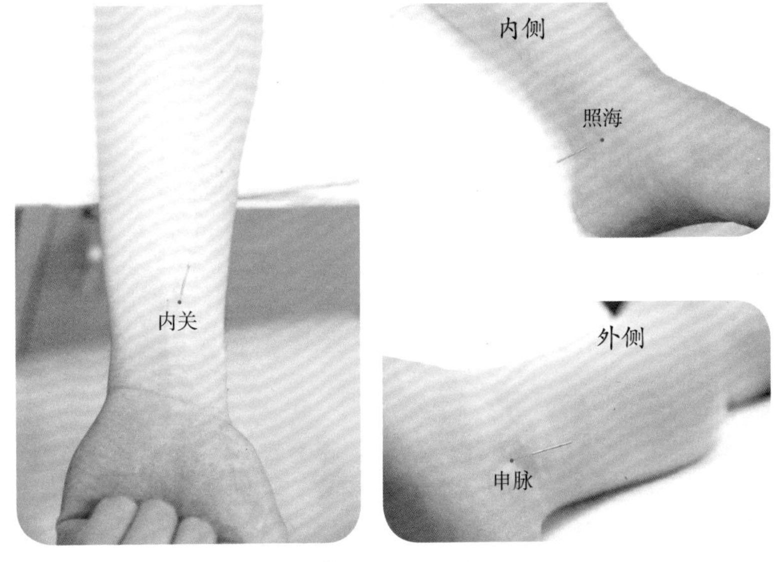

图 2-27 痫三针

申脉（BL 62）

［定位］外踝尖直下，外踝下缘与跟骨之间凹陷中。

［归经］足太阳膀胱经。

［解剖位置］皮肤→皮下组织→腓骨长肌腱→腓骨短肌腱→距跟外侧韧带。布有小隐静脉、腓肠神经的分支和外踝前动、静脉。

［功能主治］①头痛，眩晕，失眠。②腰腿痛。③癫狂痫。

［针刺方法］直刺 0.3~0.5 寸。

照海（KI 6）

［定位］内踝尖下 1 寸，内踝下缘边际凹陷中。

［归经］足少阴肾经。

［解剖位置］皮肤→皮下组织→胫骨后肌腱。浅层布有隐神经的小腿内侧皮支、大隐静脉的属支。深层有跗内侧动、静脉的分

支或属支。

［功能主治］①失眠，目赤肿痛，咽干，咽痛。②月经不调，赤白带下，阴挺，癃闭，疝气。③癫痫。

［针刺方法］直刺 0.5~0.8 寸。

2. 穴组主治

临床主要用于治疗癫痫。

3. 临床应用

（1）配伍加减：可配合使用四神针，提高疗效。

（2）应用要点：癫痫发作期间不宜用针刺强刺激，以免加重或诱发病患；对于难治性癫痫，可配合穴位埋线疗法。

八、阴三针（关元、归来、三阴交）

1. 组穴

关元、归来、三阴交（图 2–28）。

关元（CV 4）

见“肠三针”。

归来（ST 29）

［定位］在下腹部，当脐中下 4 寸，前正中线旁开 2 寸。

［归经］足阳明胃经。

［解剖位置］皮肤→皮下组织→腹直肌鞘前壁外侧缘→腹直肌外侧缘。浅层布有第 11、12 胸神经前支和第 1 腰神经前支的外侧皮支及前皮支，腹壁浅动、静脉的分支或属支。深层有腹壁下动、静脉的分支或属支，第 11、12 胸神经前支的肌支。

［功能主治］①少腹疼痛，疝气。②妇人阴冷、肿痛，月经不调。

［针刺方法］直刺 1~1.5 寸。

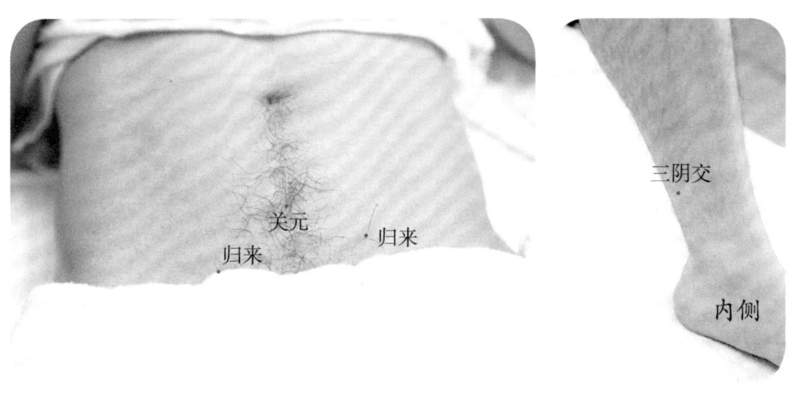

图 2-28　阴三针

三阴交（SP 6）

见“尿三针”。

2. 穴组主治

临床主要用于治疗月经不调、不孕症、盆腔炎、痛经、带下等。

3. 临床应用

（1）配伍加减：治疗阴冷、阴挺、阴痒、睾丸肿痛、阳痿、不孕不育等，可配合使用气海、肾俞。

（2）应用要点

①患者取仰卧位，令其解松裤带，将裤子退至横骨穴水平位。

②关元穴可行补泻手法，多用徐疾补泻法，以补法为主。也

可用温针灸，即在针刺的同时，在针体周围行温和灸。

③归来穴直刺 0.8~1 寸，可稍向内斜刺，以针感达到小腹部，乃至外生殖器处为佳。用捻转补泻手法或留针后捻针，也可用温和灸。

④三阴交以缓慢入针法直刺 1~1.2 寸，可以做提插补泻法，也可与归来穴作为连线，用电针治疗。

九、阳三针（关元、气海、肾俞）

1. 组穴

关元、气海、肾俞（图 2–29）。

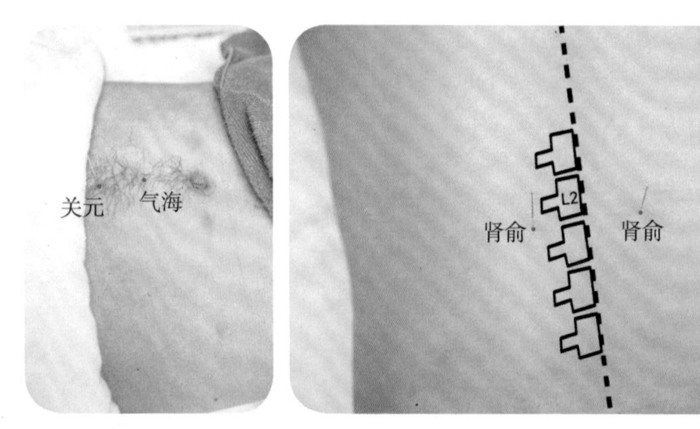

图 2–29　阳三针

关元（CV 4）

见“肠三针”。

气海（CV 6）

［定位］在下腹部，前正中线上，当脐中下 1.5 寸。

［归经］任脉。

［解剖位置］皮肤→皮下组织→腹白线→腹横筋膜。浅层主要布有第 11 胸神经前支的前皮支，脐周静脉网。深层主要有第 11 胸神经前支的分支。

［功能主治］①疝气，小便不利，遗尿，遗精，阳痿。②月经不调，带下，阴挺，恶露不尽。③泄泻，腹中绞痛。④虚脱，虚劳羸瘦。

［针刺方法］直刺 1~1.5 寸。需排尿后针刺，孕妇禁刺。

肾俞（BL 23）

［定位］在腰部，当第 2 腰椎棘突下，后正中线旁开 1.5 寸。

［归经］足太阳膀胱经。

［解剖位置］皮肤→皮下组织→背阔肌腱膜和胸腰筋膜浅层→竖脊肌。浅层布有第 2、3 腰神经后支的皮支及其伴行的动、静脉。深层有第 2、3 腰神经后支的肌支和相应腰动、静脉背侧支分支或属支。

［功能主治］①耳鸣，耳聋。②遗尿，遗精，阳痿，早泄，月经不调，带下，不孕。③多食善饥，身瘦。④腰痛。

［针刺方法］直刺 0.5~1 寸。

2. 穴组主治

临床上主要用于治疗男性疾病，如阳痿、遗精、不育（精子少）、肾虚腰痛等。

3. 临床应用

（1）配伍加减：肾气不固者配复溜；命门火衰者配命门；心脾两虚者配心俞、脾俞；惊恐伤肾者配百会、神门；阴虚火旺者配神门、照海、然谷；湿热下注者配中极、阴陵泉；肝经湿热者配蠡沟、中极；肝郁气结者配蠡沟、太冲。

（2）应用要点

①患者先取仰卧位，针刺其腹部穴位，再取俯卧位，针刺腰部的穴位。根据临床具体情况，也可采用坐位，暴露患者腰腹部，同时行针刺治疗。

②肾俞穴可适当直刺 1~1.2 寸，针感强者可放散至整个腰部，以徐疾补泻法补之，也可用艾条灸之，或针刺的同时行温和灸或温针灸。

十、闭三针（十宣、涌泉、人中）

1. 组穴

十宣、涌泉、人中（图 2–30）。

十宣（EX-UE 11）

［定位］在手指，十指尖端，距指甲游离缘 0.1 寸（指寸），左右共 10 穴。

［归经］经外奇穴。

［解剖位置］皮肤→皮下组织。各穴的神经支配：拇指到中指有正中神经分布；无名指有桡侧的正中神经和尺神经双重分布；小指有尺神经分布。

［功能主治］①昏迷，晕厥，中暑，癫痫。②高热。③咽喉肿痛。

［针刺方法］直刺 0.1~0.2 寸；或用三棱针点刺出血。

涌泉（KI 1）

［定位］足底部，屈足卷趾时足心最凹陷中。

［归经］足少阳肾经。

［解剖位置］皮肤→皮下组织→足底腱膜（趾腱膜）→第 2 趾足底总神经→第 2 蚓状肌。浅层布有足底内侧神经的分支。深层有第 2 趾足底总神经和第 2 趾足底总动、静脉。

［功能主治］①发热，心烦，惊风。②咽喉肿痛，咳嗽，气喘。③便秘，小便不利。④足心热，腰脊痛。

［针刺方法］直刺 0.5~1 寸。

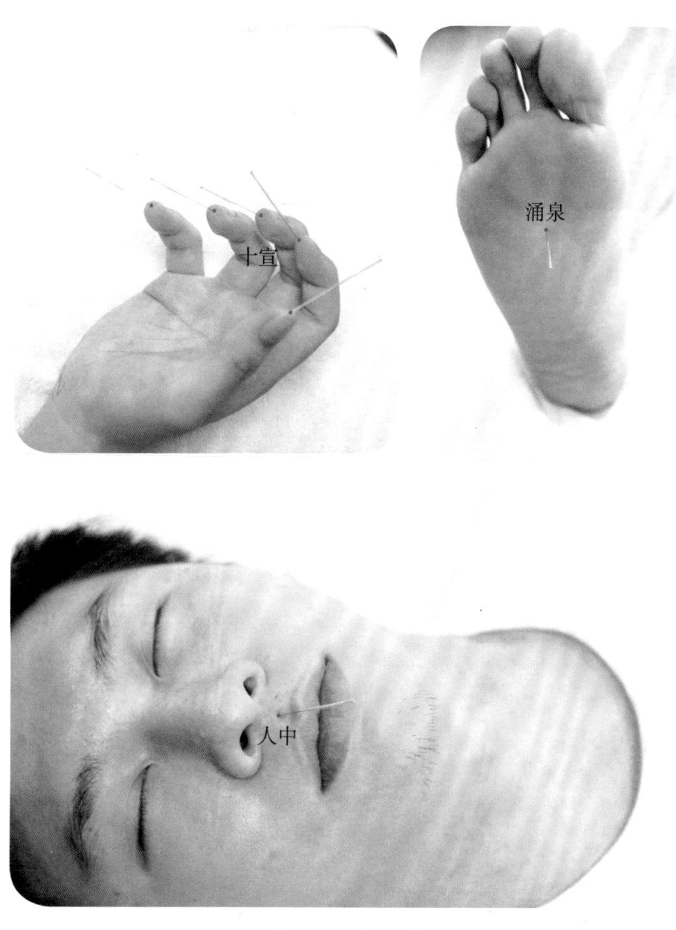

图 2-30　闭三针

人中（水沟）（GV 26）

［定位］在面部，人中沟的上 1/3 与中 1/3 交界处。

［归经］督脉。

［解剖位置］皮肤→皮下组织→口轮匝肌。布有眶下神经的分支和上唇动、静脉。

［功能主治］①昏迷，晕厥，中风，中暑，癫痫。②口眼㖞斜，流涎，口噤，鼻塞，鼻衄。③消渴，水肿。④腰脊强痛。

［针刺方法］向上斜刺 0.3~0.5 寸（或用指甲按掐）。一般不灸。

2. 穴组主治

临床主要用于治疗中风闭证、昏迷不醒、休克。

3. 临床应用

（1）配伍加减： 实证配合谷、太冲；虚证配足三里、关元。四肢厥冷者配中脘、关元、气海。笔者认为，昏迷不醒者，可配合四神针、印堂、神庭、三阴交等穴位，痉挛性偏瘫的中风患者可加手、足挛三针，弛缓性偏瘫的中风患者可加手、足三针。

（2）应用要点

①十宣穴用放血疗法时，先用 1 寸针针刺加捻转刺激（或用一次性注射针头点刺放血），再放两三滴血即可。

②对于呼吸衰竭患者，选用针刺大拇指；对于心脏病患者，可选用中冲穴。

③闭三针不用灸法。

④涌泉可用捻转手法增强刺激量，以达到促醒效果。

十一、脱三针（百会、神阙、人中）

1. 组穴

百会、神阙、人中（图 2-31）。

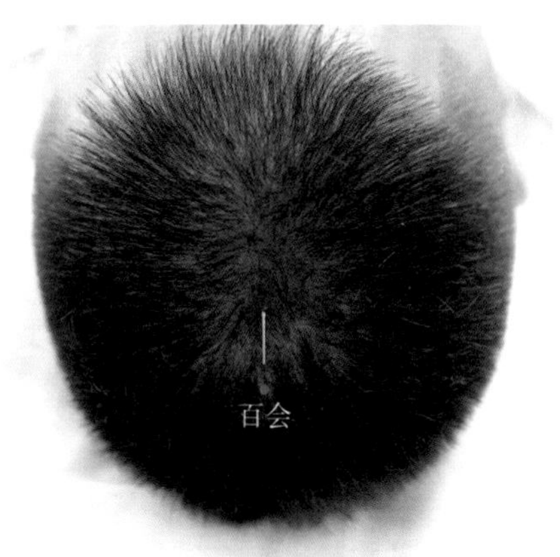

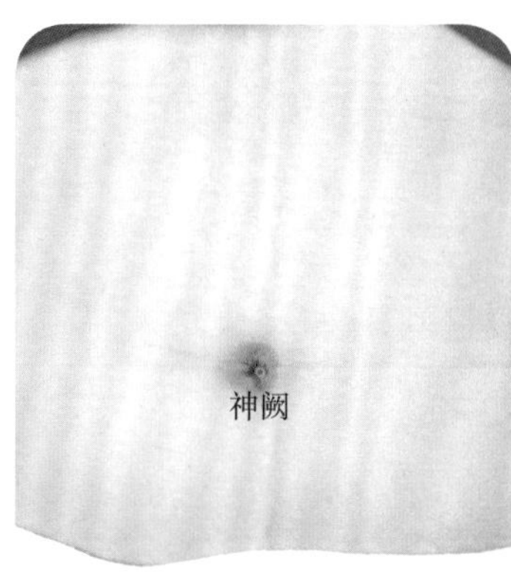

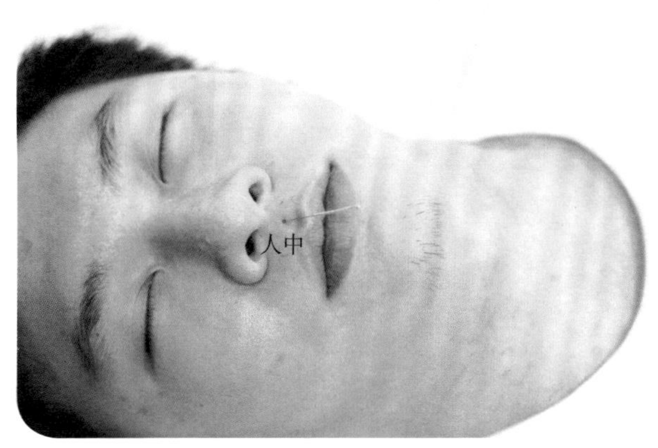

图 2-31　脱三针

百会（GV 20）

［定位］在头部，前发际正中直上 5 寸。

取法 1：在前、后发际正中连线的中点向前 1 寸凹陷处。

取法 2：折耳，两耳尖向上连线的中点处。

［归经］督脉。

［解剖位置］皮肤→皮下组织→帽状腱膜→腱膜下疏松结缔组织。布有枕大神经、额神经的分支和左、右颞浅动、静脉及枕动、静脉吻合网。

［功能主治］①头痛，目痛，眩晕，耳鸣，鼻塞。②中风，神昏，癫狂痫，惊风，痴呆。③脱肛，阴挺。

［针刺方法］平刺 0.5~1 寸。

神阙（CV 8）

［定位］在脐区，脐中央。

［归经］任脉。

［解剖位置］皮肤→结缔组织→腹壁膜。浅层主要布有第 10 胸神经前支的前皮支和腹壁脐周静脉网。深层有第 10 胸神经前支的分支。

［功能主治］①脐周痛，腹胀，肠鸣，泄泻。②水肿，小便不利。③中风脱证。

［针刺方法］禁刺。可灸。

人中（水沟）（GV 26）

见“闭三针”。

2. 穴组主治

临床主要用于治疗脱证，症见神志不清、面色苍白、四肢厥冷、大汗如淋、脉微细迟等。

3. 临床应用

（1）配伍加减： 亡阳证配气海、足三里；亡阴证配太溪、涌泉；神昏者配水沟、涌泉。可配合素髎加强刺激，现代研究显示，素髎能促进血管收缩，有升血压的作用。

（2）应用要点

①本穴组多用灸法，百会穴用悬灸；神阙穴用隔盐灸、隔姜灸或者温和灸，多选用隔盐灸、隔姜灸。

②脱证的治疗中，百会、神阙要用灸法，如果患者仍处于昏迷状态则用针刺激人中穴。

十二、启闭针（人中、听宫、隐白）

1. 组穴

人中、听宫、隐白（图 2–32）。

人中（水沟）（GV 26）

见“闭三针”。

听宫（SI 19）

［定位］在面部，耳屏前，下颌骨髁状突的后方，张口时呈凹陷处。

［归经］手太阳小肠经。

［解剖位置］皮肤→皮下组织→外耳道软骨。布有耳颞神经，颞浅动、静脉耳前支的分支或属支等。

［功能主治］①耳鸣，耳聋，聤耳。②癫狂痫。

［针刺方法］微张口，直刺 0.5~1 寸。

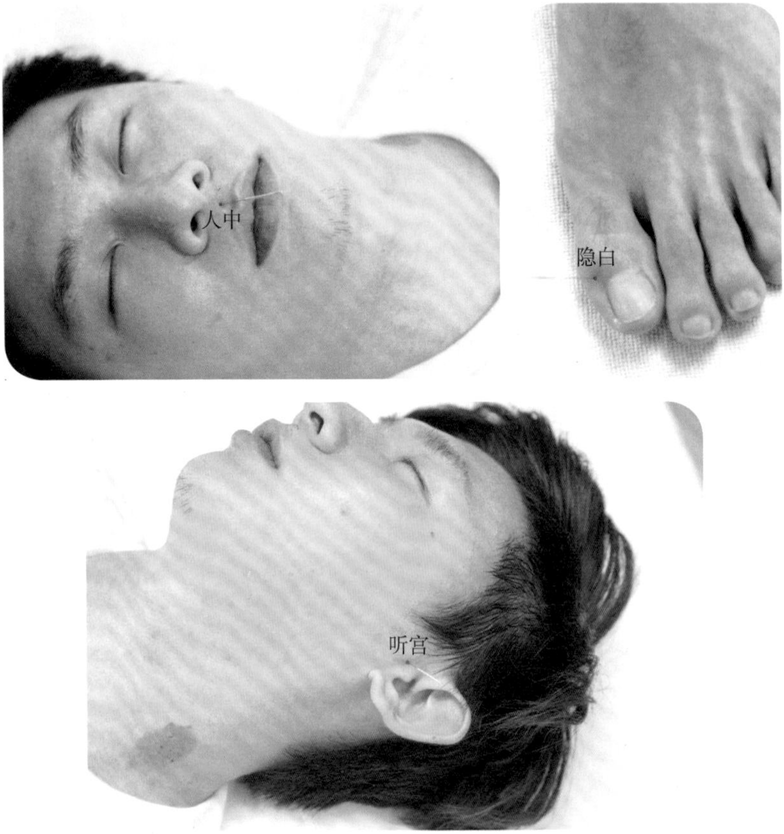

图 2-32　启闭针

隐白（SP 1）

[定位] 在足趾，大趾末节内侧，趾甲根角侧后方 0.1 寸。

[归经] 足太阴脾经。

[解剖位置] 皮肤→皮下组织→甲根。布有足背内侧皮神经的分支，趾背神经和趾背动、静脉。

[功能主治] ①腹胀，泄泻，呕吐。②月经过多。③便血，尿血，鼻衄。④昏厥。

［针刺方法］浅刺 0.1 寸。

2. 穴组主治

临床主要用于治疗小儿自闭症。

3. 临床应用

（1）配伍加减：可结合四神针、脑三针、智三针、颞三针、颞上三针（颞三针上）、手智针、足智针针刺治疗。肝郁气滞者配合谷、太冲；心肝火旺者配少府、行间；痰迷心窍者配丰隆、大陵；肾精亏虚者配太溪。

（2）注意事项：人中穴针刺及留针期间，应注意留心观察，避免小儿哭闹不配合而导致针具掉落患儿口中。

十三、老呆针（百会、人中、涌泉）

1. 组穴

百会、人中、涌泉（图 2–33）。

百会（GV 20）

见“脱三针”。

人中（水沟）（GV 26）、涌泉（KI 1）

见“闭三针”。

2. 穴组主治

临床主要用于治疗血管性痴呆、阿尔兹海默病。

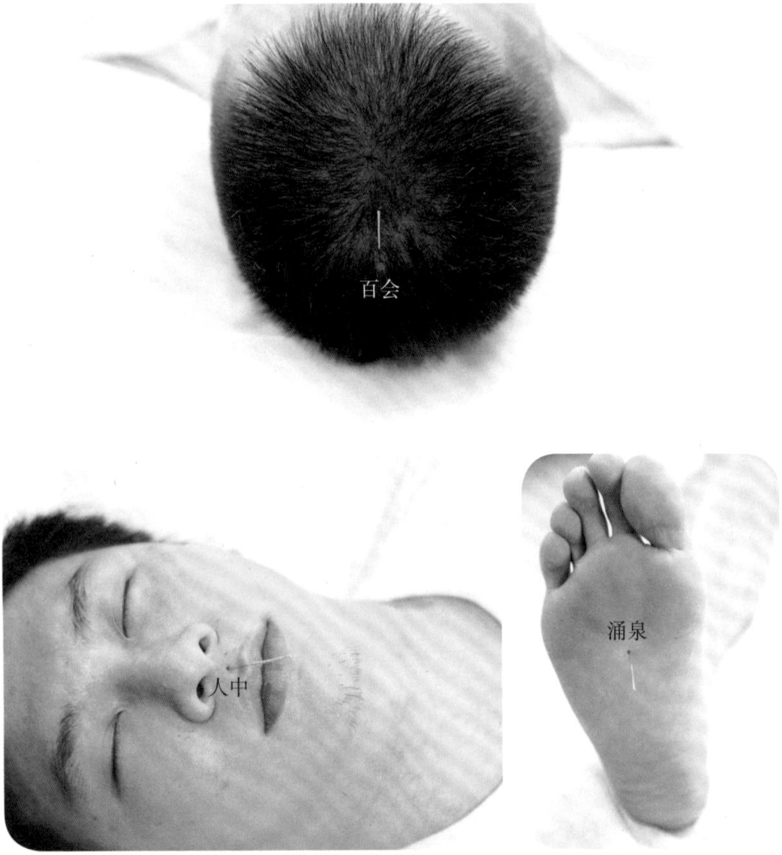

图 2-33 老呆针

3. 临床应用

（1）配伍加减： 髓海不足者配肾俞；脾肾两虚者配脾俞、肾俞；痰浊蒙窍者配丰隆；瘀血内阻者配膈俞、内关。可配合调神针法（四神针、印堂、神庭等穴）调节神志。

（2）应用要点： 百会穴可用温针灸或悬灸，通督调神。

十四、郁三针（四神针、内关、三阴交）

1. 组穴

四神针、内关、三阴交（图 2–34）。

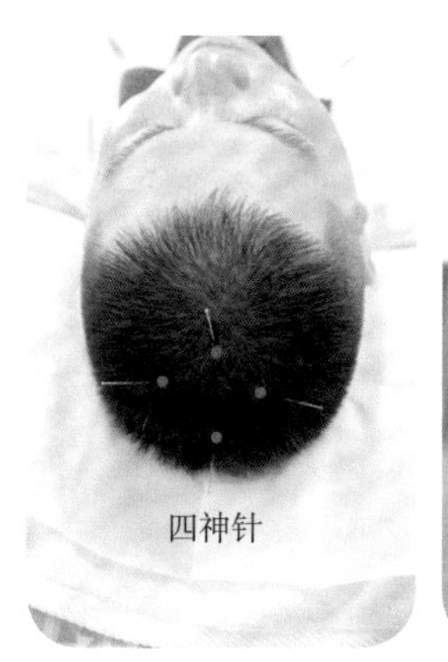

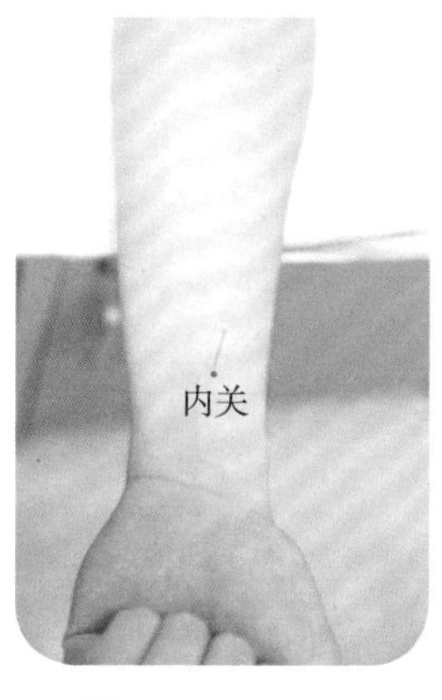

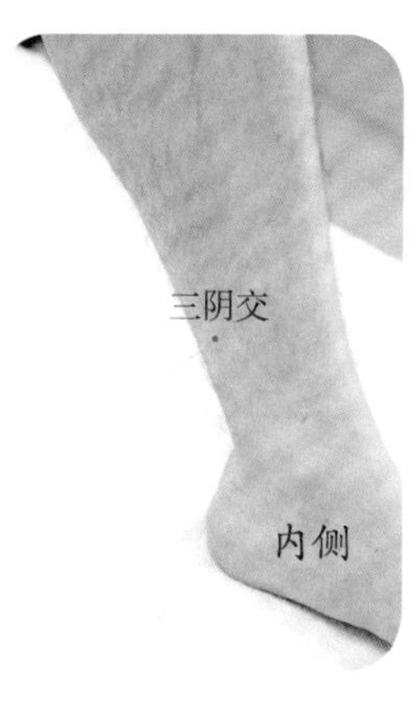

图 2–34 郁三针

四神针

［定位］在头顶部，百会穴前、后、左、右各旁开 1.5 寸，共 4 穴。

［解剖位置］皮肤→皮下组织→帽状腱膜→腱膜下疏松结缔组织。布有枕动、静脉，颞浅动、静脉顶支和眶上动、静脉的吻合网，以及枕大神经，耳颞神经及眶上神经的分支。

［功能主治］①脑瘫，痴呆，自闭症，多动症，失眠，健忘。②偏瘫，癫痫。③鼻炎，头痛，头晕。④脱肛等。

［针刺方法］平刺 0.5~0.8 寸，四针向外平刺。

内关（PC 6）

见“胃三针”。

三阴交（SP 6）

见“尿三针”。

2. 穴组主治

临床主要用于治疗抑郁症、焦虑症、神经官能症、癔症、更年期综合征及反应性精神病。

3. 临床应用

（1）配伍加减：肝气郁结者配期门；气郁化火者配行间；痰气郁结者配丰隆、中脘；心神失养者配心俞、少海；心脾两虚者配心俞、脾俞；心肾阴虚者配心俞、肾俞。

（2）应用要点

①针刺内关时要注意提插捻转的深度和频率，避免伤及正中神经，患者感到疼痛时应停止手法操作。

②四神针可配合电针、悬灸、温针灸等疗法，以增强醒神调神之功。

第三节 现代研究三针穴组

随着医学研究的发展，有相关研究发现针刺可以通过刺激神经、肌肉等感受器，使反射弧刺激功能失调的效应器，从而利用自身系统的调节功能来调整疾病。如坐骨针中的坐骨点、委中、昆仑三穴位均位于坐骨神经的循行部位，可以通过刺激坐骨神经，利用其自身调节以达到止痛等效果；定神针的三个穴位（定神Ⅰ针、定神Ⅱ针、定神 Ⅲ 针）均位于大脑额叶投影的头皮上，故能部分调整人的情感，控制情绪，从而达到定神的目的。靳瑞教授根据其临床经验，结合医学生理病理基础，总结出以下 8 组穴位。

一、颞三针（颞Ⅰ针、颞Ⅱ针、颞Ⅲ针）

1. 组穴

颞Ⅰ针、颞Ⅱ针、颞Ⅲ针（图 2-35）。

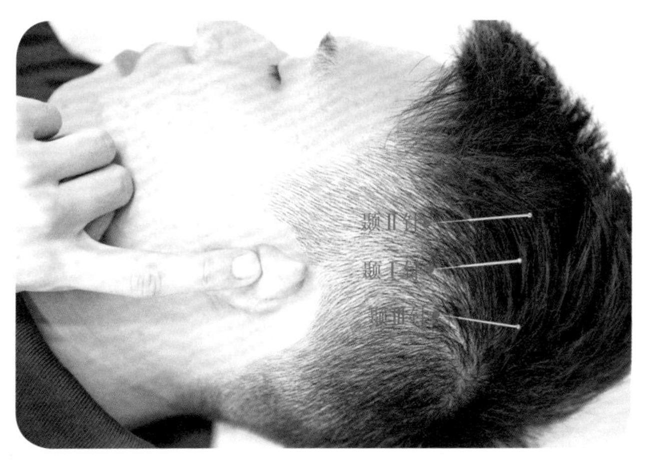

图 2-35　颞三针

颞Ⅰ针

［定位］耳尖直上入发际 2 寸处。

［解剖位置］皮肤→皮下组织→耳上肌→颞筋膜→颞肌。布有耳神经和枕大神经会合支及颞浅动、静脉顶支。

颞Ⅱ针

［定位］以颞Ⅰ针为中点，向同一水平线前旁开 1 寸。

［解剖位置］同颞Ⅰ针。

颞Ⅲ针

［定位］以颞Ⅰ针为中点，向同一水平线后旁开 1 寸。

［解剖位置］同颞Ⅰ针。

2. 穴组主治

临床主要用于治疗中风后遗症，脑外伤所致的半身不遂、口眼歪斜，脑动脉硬化，耳鸣、耳聋，偏头痛，帕金森病，脑萎缩，老年性痴呆，面部感觉障碍等。

3. 临床应用

（1）配伍加减：语言不利者加舌三针；痉挛性偏瘫的中风患者可加手、足挛三针，弛缓性偏瘫的中风患者可加手、足三针。可配合选用颞上三针（脑三针上 1 寸）增强刺激。

（2）应用要点

①第一针（成人选 1.5 寸毫针，小儿选 1 寸毫针）垂直向下平刺 0.8~1.2 寸。三针均垂直向下。

②该处的血管、神经丰富，针感强，需注意观察并尽量避开皮下的血管。

③可加电，也可行捻转补泻手法。

④出针后，注意是否有出血，尤其是小儿，要及时按压止血。如果疼痛特别明显（刺痛难忍），应检查是否扎中血管。

⑤缓慢进针，遇到刺痛时，可将针稍退后，调整一下方向，再继续进针，以出现酸、麻、胀感为佳。

二、舌三针（舌Ⅰ针、舌Ⅱ针、舌Ⅲ针）

1. 组穴

舌Ⅰ针、舌Ⅱ针、舌Ⅲ针（图 2-36）。

舌Ⅰ针

［定位］即上廉泉。在颈部，当前正中线上，喉结上方，舌骨体上缘凹陷处直上 0.5 寸。取法：以拇指一、二指骨间横纹平贴于下颌前缘，拇指尖处为第一针。

［解剖位置］皮肤→皮下组织→（含颈阔肌）→左、右二腹肌前腹之间→下颌骨肌→颏舌骨肌→颏舌肌。浅层布有面神经颈支和颈横神经上支的分支。深层有舌动、静脉的分支或属支，舌下神经的分支和下颌舌骨肌神经等。

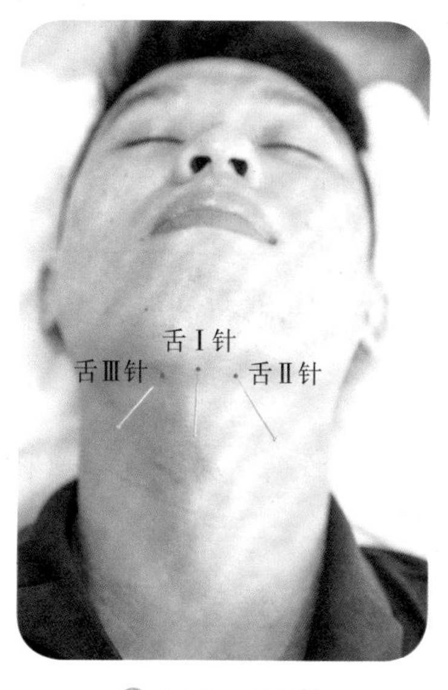

图 2-36　舌三针

舌Ⅱ针、舌Ⅲ针

［定位］上廉泉左右各旁开 1 寸分别是舌三针的廉泉左、廉泉右，亦即舌Ⅱ针、舌Ⅲ针。

［解剖位置］同舌Ⅰ针。

2. 穴组主治

临床主要用于治疗语言障碍、发音不清、哑不能言、暴喑、流涎、吞咽障碍等。

3. 临床应用

（1）配伍加减：配合颞三针治疗中风失语症；痉挛性偏瘫的中风患者可加手、足挛三针，弛缓性偏瘫的中风患者可加手、足三针。

（2）应用要点

①针尖朝向舌根部，向上直刺，以患者舌根部出现麻木感为佳。

②成人常规刺 1~1.5 寸，小儿刺 0.8~1 寸，可根据患者体型和病情酌情深刺。

三、坐骨针（坐骨点、委中、昆仑）

1. 组穴

坐骨点、委中、昆仑（图 2–37）。

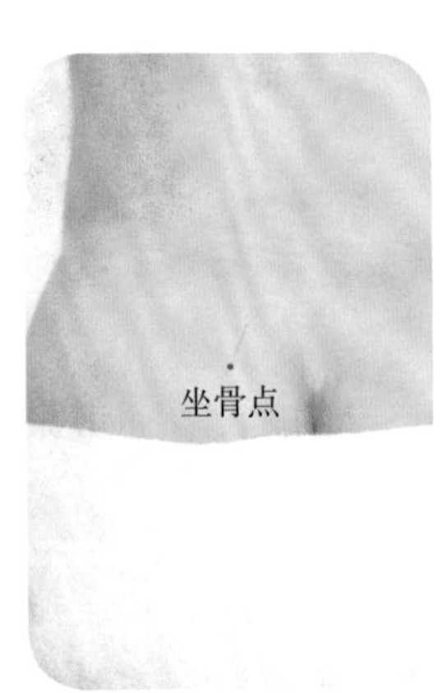

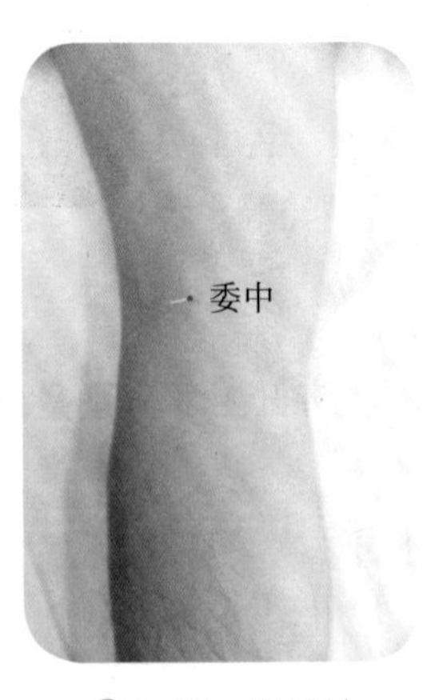

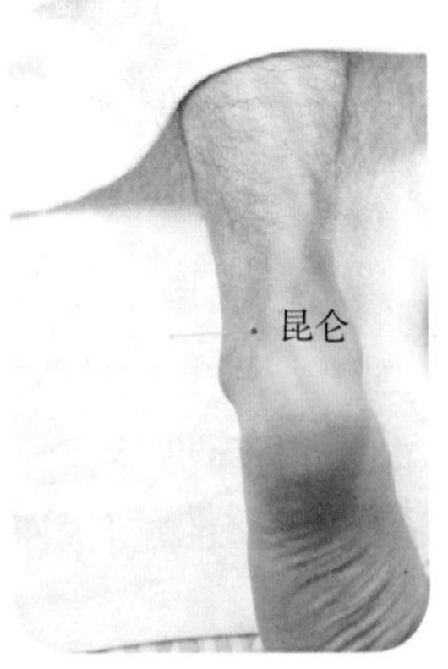

图 2–37　坐骨针

坐骨点

［定位］俯卧位，在臀沟尽头处水平，旁开后正中线约 3 寸处。

［解剖位置］皮肤→皮下组织→臀大肌→坐骨神经→股方肌。浅层布有臀上皮神经。深层有坐骨神经，臀下神经，股后皮神经和臀下动、静脉等。

［功能主治］坐骨神经痛。

［针刺方法］直刺 1~2 寸。

委中（BL 40）

［定位］在腘横纹中点，当股二头肌腱与半腱肌腱中间。

［归经］足太阳膀胱经。

［解剖位置］皮肤→皮下组织→腓肠肌内、外侧头。浅层布有股后皮神经和小隐静脉。深层有胫神经，腘动、静脉和腓肠动脉等。

［功能主治］①腰背痛，下肢痿痹。②小腹痛，小便不利，遗尿。

［针刺方法］直刺 1~1.5 寸；或用三棱针点刺腘静脉出血。

昆仑（BL 60）

［定位］在踝区，外踝尖与跟腱之间的凹陷中。

［归经］足太阳膀胱经。

［解剖位置］皮肤→皮下组织→跟腱前方的疏松结缔组织中。浅层布有腓肠神经和小隐静脉。深层有腓动、静脉的分支和属支。

［功能主治］①头痛，目痛，鼻衄。②滞产。③癫痫。④颈项强痛，腰痛，足踝肿痛。

［针刺方法］直刺 0.5~0.8 寸。孕妇禁用。

2. 穴组主治

临床主要用于治疗坐骨神经痛、下肢痿痹瘫痪等。

3. 临床应用

（1）配伍加减： 腰痛可加腰三针；沿大腿后正中呈放射样痛者，加用殷门、承扶、承山等穴；沿大腿外侧呈放射样痛者，加风市、阳陵泉等穴。随证辨证配穴，寒湿证配命门、腰阳关；瘀血证配血海、三阴交；气血不足证配足三里、三阴交。

（2）应用要点

①患者取俯卧位，在平臀后纹处以一夫法定位坐骨点。夹持进针，垂直进针约 2 寸，若刺中坐骨神经，患者可感到反射痛，麻到足跟部。

②昆仑穴用 1 寸针直刺，以得气为佳。

③选用连续的密波加电，强度以患者觉得舒服为度，加电 30 分钟。

四、智三针（神庭、双侧本神）

1. 组穴

神庭、双侧本神（图 2–38）。

神庭（GV 24）

［定位］前发际正中直上 0.5 寸。取法：发际不明或变异者，从眉心直上 3.5 寸处取穴。

［归经］督脉。

［解剖位置］皮肤→皮下组织→枕额肌额腹→腱膜下疏松结缔

组织。布有额神经的滑车上神经和额动、静脉的分支或属支。

[功能主治] ①鼻渊，鼻衄。②头痛，眩晕，癫狂痫。③呕吐。

[针刺方法] 平刺 0.3~0.5 寸。

本神（GB 13）

[定位] 前发际上 0.5 寸，头正中线旁开 3 寸。取法：神庭与头维弧形连线（其弧度与前发际弧度相应）的内 2/3 与外 1/3 的交点处。

[归经] 足少阳胆经。

[解剖位置] 皮肤→皮下组织→额肌。布有眶上动、静脉和眶上神经以及颞浅动、静脉额支。

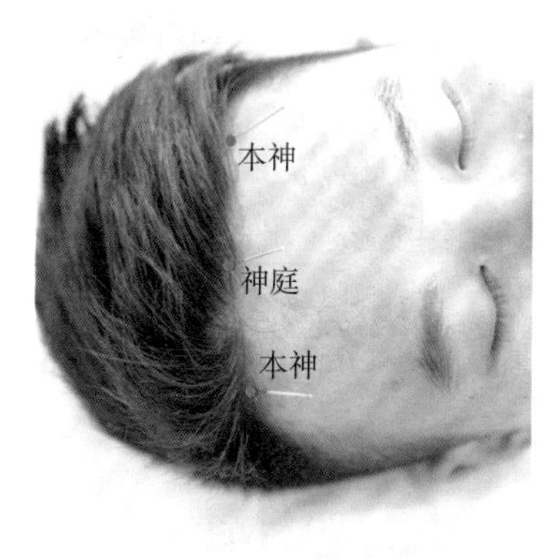

图 2-38　智三针

[功能主治] ①头痛，眩晕。②癫痫，小儿惊风。③颈项强痛。

[针刺方法] 平刺 0.5~0.8 寸。

2. 穴组主治

临床主要用于治疗智力低下、前头痛，或配合用于治疗精神障碍、眼病、神经衰弱、老年痴呆、中风后遗症等。

3. 临床应用

（1）配伍加减： 智力障碍者配手、足智针；注意力不集中者配定神针；颈、腰软弱无力者分别配颈三针、腰三针；大腿内收者配股三针；尖足者配踝三针；癫痫者配痫三针。

（2）应用要点

①取 1.5 寸毫针（小儿用 1 寸毫针），由前向后平刺 1~1.2 寸（小儿刺 0.8 寸）。治疗眼疾，向额头平刺 1~1.2 寸。注意避开头皮显露的静脉。

②出针时按压时间不宜过短，防止皮下血肿。若出现血肿，须稍用力按压出血点 1~2 分钟。

③在针刺过程中出现刺痛，或见小儿哭闹不止，须检查是否刺中血管，应及时调整针刺的方向，以免出血或出现血肿。

五、四神针（四神Ⅰ针、四神Ⅱ针、四神Ⅲ针、四神Ⅳ针）

1. 组穴

四神Ⅰ针、四神Ⅱ针、四神Ⅲ针、四神Ⅳ针（图 2–39）。

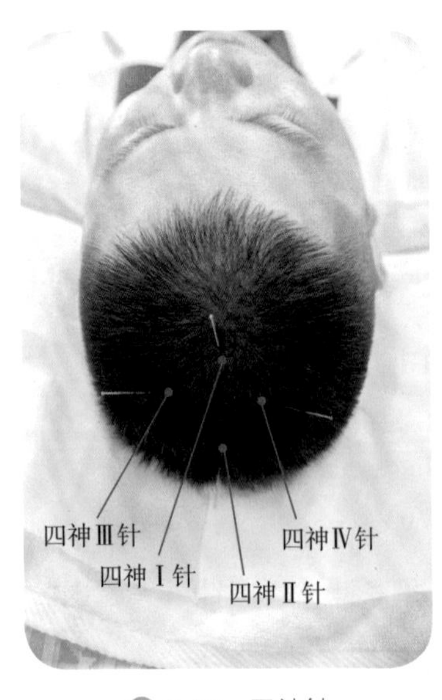

图 2–39　四神针

四神针

［定位］在头顶部，百会穴前、后、左、右各旁开 1.5 寸，共 4 穴。

［解剖位置］皮肤→皮下组织→帽状腱膜→腱膜下疏松结缔组织。布有枕动、静脉，颞浅动、静脉顶支和眶上动、静脉的吻合网，以及枕大神经，耳颞神经及眶上神经的分支。

2. 穴组主治

临床主要用于治疗：①脑瘫，

精神发育迟缓，自闭症，多动症，失眠，健忘。②偏瘫，癫痫。③鼻炎，头痛，头晕。④脱肛等。

3. 临床应用

（1）配伍加减： 听力障碍者配耳三针；语言障碍者配舌三针、风府透哑门；智力障碍者配手、足智针；注意力不集中者配定神针；颈、腰软弱无力者分别配颈三针、腰三针；大腿内收者配股三针；尖足者配踝三针；癫痫者配痫三针。

（2）应用要点

①平刺 0.5~0.8 寸。

②根据不同的疾病使用不同的针法。治疗精神发育迟缓儿童、脑瘫、自闭症、眩晕等病症，四针向外平刺，此刺法刺激面广；治疗癫痫、失眠、健忘、多动症等症时，四针向百会穴方向平刺，此刺法刺激比较集中；四针向病灶侧平刺，多用于中风偏瘫及肢体感觉异常的患者；治疗鼻炎时，前穴向前平刺，后穴向后平刺，左右两穴向通天穴方向平刺。

③针刺后可加电，或用悬灸、温针灸。

六、脑三针（脑户、双侧脑空）

1. 组穴

脑户、双侧脑空（图 2-40）。

脑户（GV 17）

[定位] 在头部枕外隆凸的上缘凹陷中。

[归经] 督脉。

[解剖位置] 皮肤→皮下组织→左、右枕额肌枕腹之间→腱

膜下疏松结缔组织。布有枕大神经的分支，枕动、静脉的分支或属支。

［功能主治］①癫痫狂。②眩晕。③脊痛，颈项强痛。

［针刺方法］平刺 0.5~1 寸。

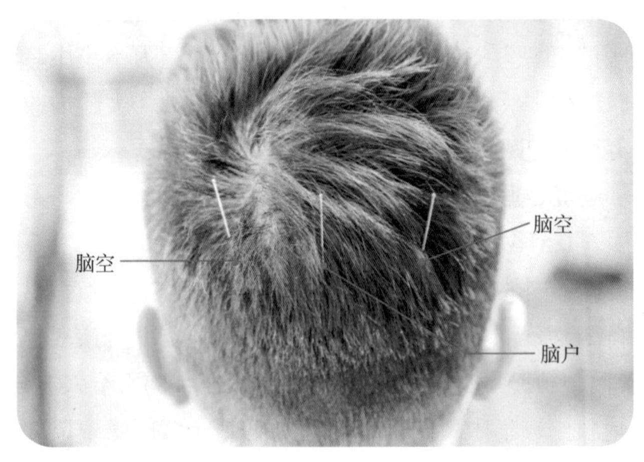

图 2-40　脑三针

脑空（GB 19）

［定位］在头部，横平枕外隆凸的上缘，风池直上。

［归经］足少阳胆经。

［解剖位置］皮肤→皮下组织→枕肌。布有枕大神经，枕动、静脉，面神经耳后支。

［功能主治］①目痛，耳聋，鼻衄，鼻部疮疡。②头痛，眩晕，癫狂痫。③发热。④颈项强痛。

［针刺方法］平刺 0.5~0.8 寸。

2. 穴组主治

临床主要用于治疗帕金森病、智力障碍、小脑部疾病引起的运动失调及眼底病变，如视神经萎缩等。

3. 临床应用

（1）配伍加减： 眼底病变者配眼三针；剪刀步态者配风市、髀关、解溪；语言障碍者配廉泉、哑门、通里、照海。可加脑上三针（脑三针上 1 寸）增强刺激。

（2）应用要点

①向下平刺 0.8~1.2 寸，以有酸、麻、胀感为佳。

②可配合加电、悬灸。

七、定神针（定神Ⅰ针、定神Ⅱ针、定神Ⅲ针）

1. 组穴

定神Ⅰ针、定神Ⅱ针、定神Ⅲ针（图 2–41）。

定神Ⅰ针

［定位］在印堂直上 0.5 寸。

［解剖位置］皮肤→皮下组织→降眉间肌。布有额神经的分支滑车上神经，眼动脉的分支额动脉及伴行的静脉。

定神Ⅱ针

［定位］在左阳白直上 0.5 寸。

［解剖位置］皮肤→皮下组织→枕额肌额腹。布有眶上神经外侧支和眶上动、静脉外侧支。

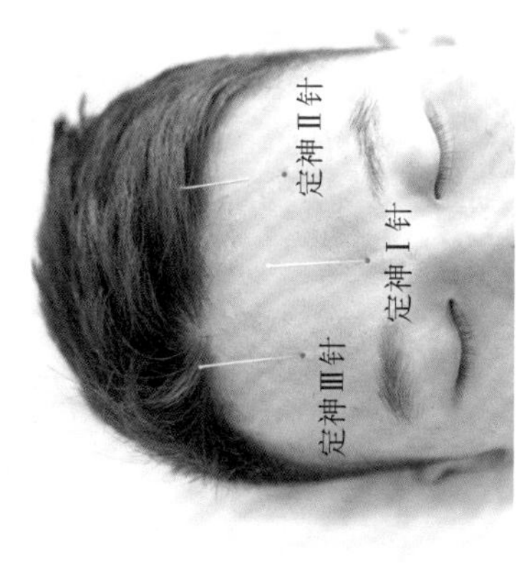

图 2–41　定神针

定神Ⅲ针

［定位］右阳白直上 0.5 寸。

［解剖位置］皮肤→皮下组织→枕额肌额腹。布有眶上神经外侧支和眶上动、静脉外侧支。

2. 穴组主治

临床主要用于治疗注意力不集中、斜视、前额头痛、眼球震颤、多动症、眩晕、视力下降等。

3. 临床应用

（1）配伍加减： 眼底病变配眼三针。肝郁脾虚者可加太冲、足三里；肝郁痰火者可加太冲、期门、膻中、丰隆；心脾两虚者可加神门、足三里；心肝火旺者可加行间、劳宫。

（2）应用要点

①定神Ⅰ针向印堂穴平刺达鼻根部，定神Ⅱ、Ⅲ针可达眉上。三针向下平刺。

②额前表皮的血管丰富，注意避免针刺定神Ⅱ、Ⅲ针时引起皮下出血，若出现出血，要及时、妥当地处理。

八、疲三针（四神针、内关、足三里）

1. 组穴

四神针、内关、足三里（图 2–42）。

四神针

见“四神针”。

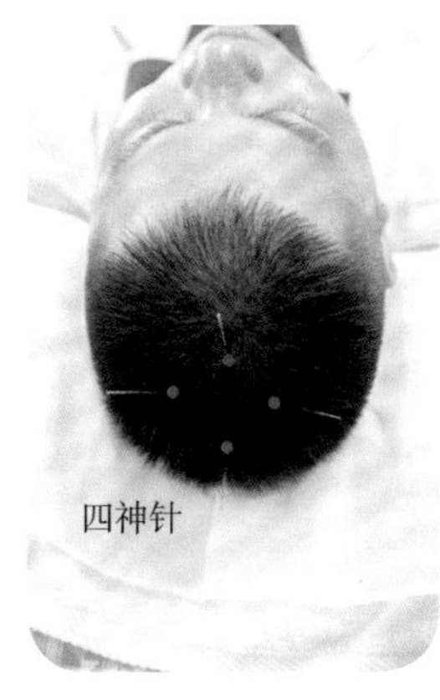

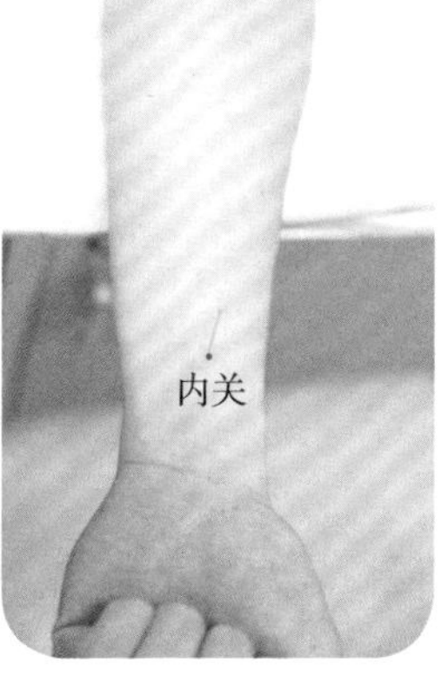

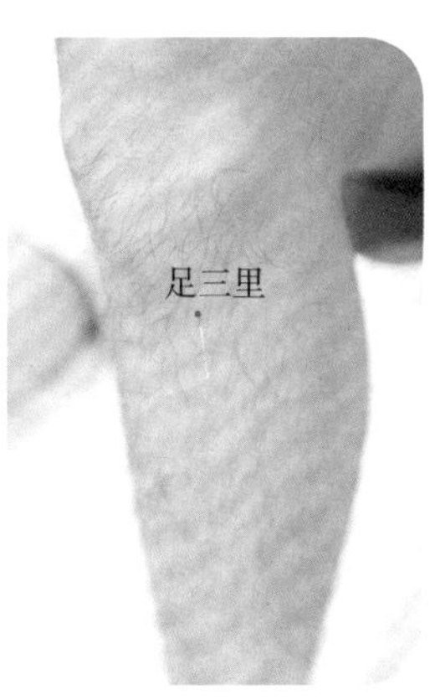

图 2-42　疲三针

内关（PC 6）

［定位］前臂前区腕掌侧远端横纹上 2 寸，掌长肌腱与桡侧腕屈肌腱之间。

［归经］手厥阴心包经。

［解剖位置］皮肤→皮下组织→桡侧腕屈肌腱与掌长肌腱之间→指浅屈肌→指深屈肌→旋前方肌。浅层分布有前臂内侧皮神经，前臂外侧皮神经的分支和前臂正中静脉。深层有正中神经及其伴行的动、静脉，骨间前动、静脉和骨间前神经。

［功能主治］①心痛，心悸，胸闷。②胃痛，呕吐，呃逆。③癫狂痫。④肘臂挛痛。

［针刺方法］直刺 0.5~1 寸。

足三里（ST 36）

［定位］在小腿前外侧，当犊鼻穴下 3 寸，距胫骨前缘一横指（中指）处。

［归经］足阳明胃经。

［解剖位置］皮肤→皮下组织→胫骨前肌→趾长伸肌→小腿骨

间膜→胫骨后肌。浅层布有腓肠外侧皮神经。深层有胫前动、静脉的分支或属支。

［功能主治］①胃痛，呕吐，呃逆，腹胀，腹痛，肠鸣，泄泻，便秘。②热病，癫狂。③乳痈。④虚劳羸瘦。⑤膝足肿痛。

［针刺方法］直刺 1~2 寸。

2. 穴组主治

临床主要用于治疗慢性疲劳综合征。

3. 临床应用

（1）配伍加减：肝气郁结者配太冲、膻中；脾气虚弱者配中脘、章门；心肾不交者配神门、太溪；失眠、心悸者配照海、申脉；注意力不集中者配悬钟。可配合调神针法（四神针、印堂、神庭）调节神志。

（2）应用要点

①配合饮食疗法、运动锻炼，效果更佳。

②针刺内关时注意提插捻转的深度和频率，避免伤及正中神经，患者感到疼痛时应立即停止手法操作。

③针刺四神针后可加电、悬灸或温针灸。

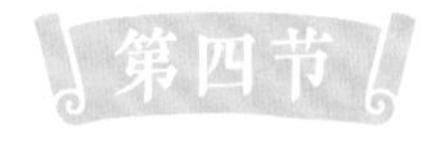

新增三针穴组

作为全国名老中医靳瑞教授的学术传承人，在继承前辈经验的基础上，笔者从中风偏瘫病例中观察到，原有的靳三针穴组治疗中风后期痉挛性偏瘫效果欠佳。依托国家“十一五”科技支撑项目及广东省科技计划、广州市推广计划等项目，针对中风后痉挛性瘫痪的临床特点，带领课题组探索、创立了挛三针（手挛三针：极泉、尺泽、内关；足挛三针：鼠鼷、阴陵泉、三阴交）、开三针（人中、涌泉、中冲）等新的有效穴位组方，确立了颞三针配合手、足三针治疗弛缓性偏瘫，以挛三针为主治疗痉挛性偏瘫的优化方案。此优化方案在安徽、上海、辽宁、广东等全国逾十家具有代表性的大型中医院进行临床应用且得到疗效验证，因此进入国家中医药管理局中风病治疗的临床推广方案，并推广至全国各地指导专科诊治，扩充了靳三针疗法的内容，促进了靳三针治疗脑病方案的规范化并提升了靳三针疗法在神经内科康复领域的知名度。现将新增靳三针穴组介绍如下。

一、手挛三针（极泉、尺泽、内关）

1. 组穴

极泉、尺泽、内关（图 2-43）。

极泉（HT 1）

［定位］在腋窝中央，腋动脉搏动处。

［归经］手少阴心经。

［解剖位置］皮肤→皮下组织→臂丛、腋动、静脉→背阔肌腱→大圆肌。浅层布有肋间臂神经。深层有桡神经，尺神经，正中神经，前臂内侧皮神经，臂内侧皮神经，腋动、静脉等。

［功能主治］①心痛。②干呕，咽干。③瘰疬。④胁痛，肩臂痛。

［针刺方法］上臂外展，避开腋动脉，直刺 0.5~0.8 寸。

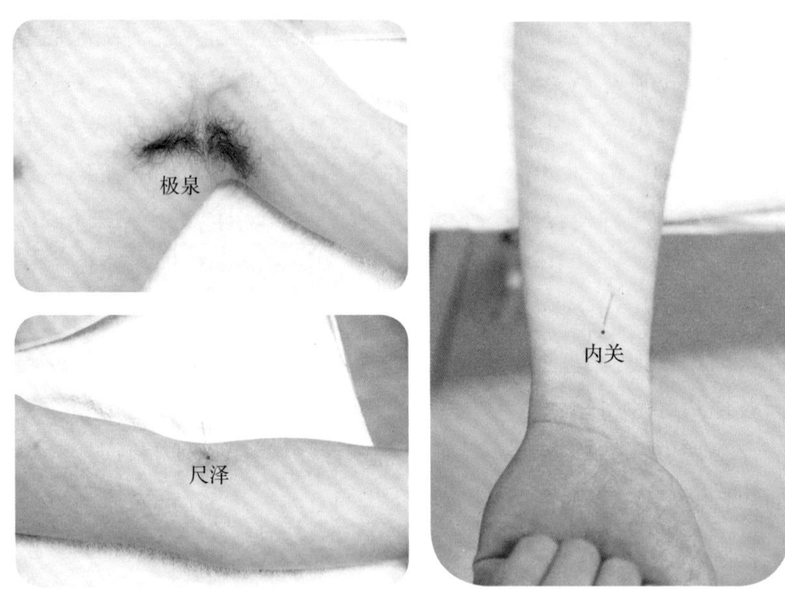

图 2-43　手挛三针

尺泽（LU 5）

［定位］肘横纹上，肱二头肌腱桡侧凹陷中。

［归经］手太阴肺经。

［解剖位置］皮肤→皮下组织→肱桡肌→桡神经→肱肌。浅层布有前臂外侧皮神经，头静脉等。深层有桡神经，桡侧副动、静脉前支，桡侧返动、静脉等。

［功能主治］①胃痛，呕吐，呃逆，腹胀，腹痛，肠鸣，泄泻，便秘。②热病，癫狂。③乳痈。④虚劳羸瘦。⑤膝足肿痛。

［针刺方法］直刺 0.8~1.2 寸；或点刺出血。

内关（PC 6）

［定位］在前臂前区，腕掌侧远端横纹上 2 寸，掌长肌腱与桡侧腕屈肌腱之间。

［归经］手厥阴心包经。

［解剖位置］皮肤→皮下组织→掌长肌腱与桡侧腕屈肌腱之间→指浅屈肌→指深屈肌→旋前方肌。浅层布有前臂内侧皮神经，前臂外侧皮神经的分支和前臂正中静脉。深层布有正中神经及其伴行的动、静脉，骨间前动、静脉，骨间前神经。

［功能主治］①心痛，心悸，胸闷。②胃痛，呕吐，呃逆。③癫狂痫。④肘臂挛痛。

［针刺方法］直刺 0.5~1 寸。

2. 穴组主治

临床主要用于治疗上肢痉挛性瘫痪。

3. 配穴方义

极泉属手少阴心经,《针灸大成》谓其“主臂肘厥寒，四肢不收”。尺泽属手太阴肺经，为肺经合穴,《玉龙歌》谓其主“筋急，手难伸，两臂拘挛”。其在肘中肌腱旁，临床上多用于治疗经筋循行所过处出现的痉挛。内关穴属手厥阴心包经，为络穴，通任脉，《针灸大成》谓内关“主……支满肘挛”。临床上常用内关穴醒神开窍、解痉止痛、疏通气血。三穴合用可起到缓解痉挛、疏通气血、解痉止痛的作用。从现代医学方面解释，极泉穴下布有臂丛神经，内关穴下布有正中神经，针刺此穴组可兴奋臂丛神经及正中神经，缓解上肢痉挛状态。

4. 临床应用

（1）配伍加减：若半身痉挛性偏瘫可与足挛三针配合使用。

（2）注意事项

①极泉处毛发浓密，针刺时需严格消毒；注意避开腋动脉；

不宜大幅度提插，避免刺伤腋窝部血管，引起腋内出血。如不慎刺中血管，形成血肿，应立即退针，先冷敷后热敷，以促进血肿消散。

②内关穴下布有正中神经，针刺时要注意避开，切勿行大幅度手法操作。若有放电感应立即退针，改变方向再进针。

③关节部位不易做瘢痕灸，以免影响关节活动。

二、足挛三针（鼠鼷、阴陵泉、三阴交）

1. 组穴

鼠鼷、阴陵泉、三阴交（图 2–44）。

鼠鼷

［定位］在腹股沟区，股动脉搏动处旁开 0.5 寸，避开股动脉进针。

［归经］经外奇穴。

［解剖位置］皮肤→皮下组织→腹外斜肌腱膜→腹内斜肌→腹横肌→髂腰肌。浅层有旋髂浅动、静脉的分支或属支，第 11、12 胸神经前支和第 1 腰神经前支的外侧皮支。深层有股神经，第 11、12 胸神经前支和第 1 腰神经前支的肌支，旋股深动、静脉。

［功能主治］①腹痛，疝气。②崩漏，带下，月经不调，不孕，阳痿，阴肿。③下肢痿痹。

［针刺方法］避开动脉，直刺 0.5~1 寸。

阴陵泉（SP 9）

［定位］在小腿内侧，胫骨内侧髁下缘与胫骨内侧缘之间的凹陷中。

［归经］足太阴脾经。

［解剖位置］皮肤→皮下组织→半腱肌腱→腓肠肌内侧头。浅层布有隐神经的小腿内侧皮支，大隐静脉，膝降动脉分支。深层有膝下内侧动、静脉。

［功能主治］①腹胀，腹痛，泄泻。②妇人阴中痛，痛经，小便不利，遗尿，遗精。③水肿。④腰膝肿痛。

［针刺方法］直刺 1~2 寸。

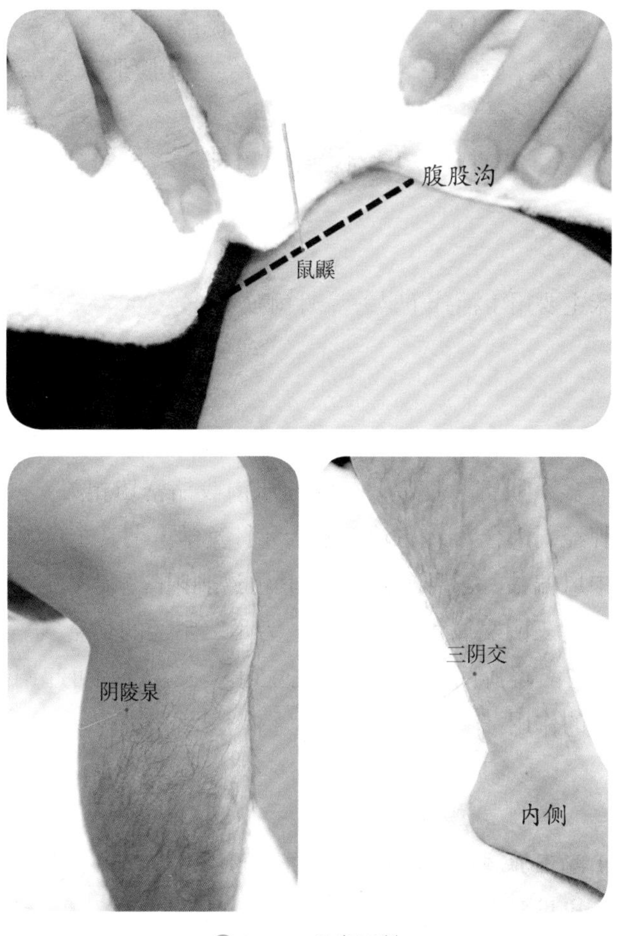

图 2-44　足挛三针

三阴交（SP 6）

［定位］在小腿内侧，内踝尖上 3 寸，胫骨内侧缘后际。

［归经］足太阴脾经。

［解剖位置］皮肤→皮下组织→趾长屈肌→胫骨后肌→长屈肌。浅层布有隐神经的小腿内侧皮支，大隐静脉的属支。深层有胫神经和胫后动、静脉。

［功能主治］①月经不调，崩漏，带下，阴挺，不孕，滞产。②遗精，阳痿，遗尿，小便不利，疝气。③腹胀，肠鸣，泄泻。④下肢痿痹。

［针刺方法］直刺 1~1.5 寸。孕妇禁针。

2. 穴组主治

临床主要用于治疗下肢痉挛性瘫痪。

3. 配穴方义

鼠鼷位于现代解剖学的鼠鼷部，是经外奇穴。鼠鼷部为腹股沟区，有多个肌腱、腱膜，与大腿肌肉收缩密切相关。阴陵泉属足太阴脾经，为合穴，《古法新解会元针灸学》谓其主："腿足湿痹麻木，中风偏枯，半身不遂。"且其可透刺阳陵泉，以达到协调阴阳的作用。三阴交属足太阴脾经，为足三阴经的交会穴。《针灸聚英》谓其主："经脉闭塞不通，泻之立通。"三穴合用可起调节阴阳、解痉止痛的作用。

4. 临床应用

（1）配伍加减：常与手挛三针配合使用。

（2）应用要点

①鼠鼷穴的操作注意事项参考极泉穴。

②三阴交沿胫骨内侧后缘直刺，以有麻胀感为佳。其后有胫神经，应注意避免损伤神经。

③三阴交可向悬钟透刺，阴陵泉可向阳陵泉透刺，以内外相应、阴阳相协。

三、开三针（人中、涌泉、中冲）

1. 组穴

人中、涌泉、中冲（图 2–45）。

人中（GV 26）

［定位］在面部，人中沟的上 1/3 与下 2/3 交界处。

［归经］督脉。

［解剖位置］皮肤→皮下组织→口轮匝肌。布有眶下神经的分支和上唇动、静脉。

［功能主治］①昏迷，晕厥，中暑，癫痫。②口眼㖞斜，流涎，口噤，鼻塞，鼻衄。③消渴，水肿。④腰脊强痛。

［针刺方法］向上斜刺 0.3~0.5 寸，强刺激。或用指甲掐按。

涌泉（KI 1）

［定位］足底部，屈足卷趾时足心最凹陷中。

［归经］足少阴肾经。

［解剖位置］皮肤→皮下组织→足底腱膜（跖腱膜）→第 2 趾足底总神经→第 2 蚓状肌。浅层布有足底内侧神经的分支。深层有第 2 趾足底总神经，第 2 趾足底总动、静脉。

［功能主治］①发热，心烦，惊风。②咽喉肿痛，咳嗽，气喘。③便秘，小便不利。④足心热，腰脊痛。

［针刺方法］直刺 0.5~1 寸。

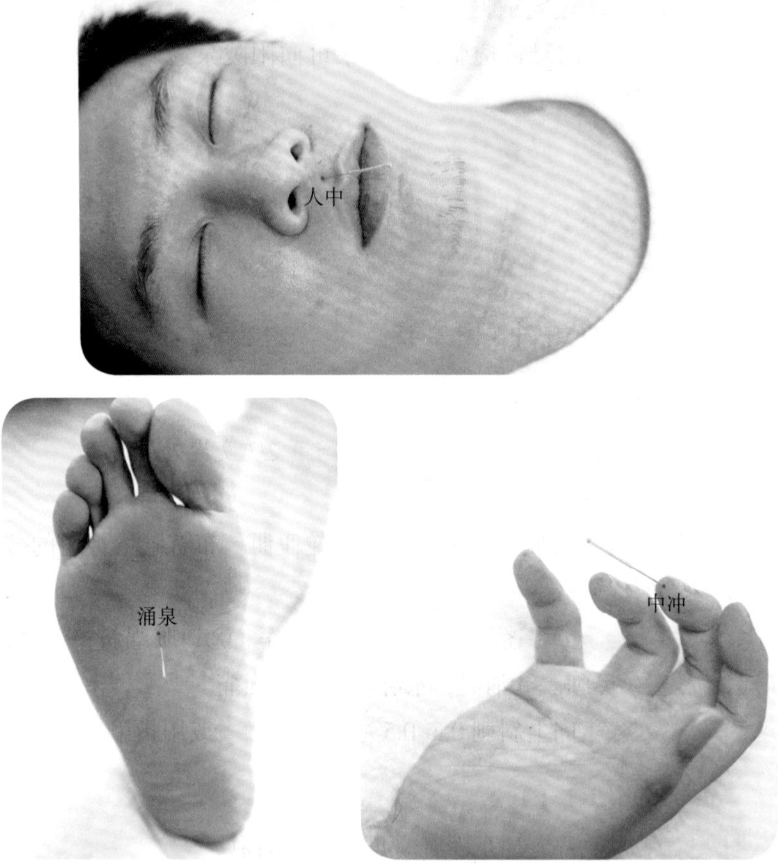

图 2-45　开三针

中冲（PC 9）

［定位］在手指，中指末端最高点。

［归经］手厥阴心包经。

［解剖位置］皮肤→皮下组织。分布有正中神经的指掌侧固有神经末梢，指掌侧动、静脉的动、静脉网，皮下组织内富含纤维

束，纤维束外连皮肤、内连远节指骨骨膜。

［功能主治］①中风昏迷，舌强不语。②心痛，心烦。③热病，中暑，晕厥，小儿惊风。

［针刺方法］浅刺 0.1 寸；或点刺出血。

2. 穴组主治

临床主要用于治疗各种闭证，如中风闭证、癫痫、昏迷、中暑、休克等意志丧失的疾病。

3. 临床应用

（1）配伍加减：可与颞三针、脑三针配合使用。肩不能举者加肩三针；上肢瘫者加曲池、外关；下肢瘫者加足三里、悬钟。肝胆火旺，痰热闭阻者，取十二井穴、大椎刺血，不宜超过 3 次。

（2）应用要点

①此穴组可用作急救。

②涌泉向内斜刺时，要防止刺伤足底动脉。

四、踝三针（解溪、太溪、昆仑）

1. 组穴

解溪、太溪、昆仑（图 2–46）。

解溪（ST 41）

［定位］在踝区，踝关节前面中央凹陷中，踇长伸肌腱和趾长伸肌腱之间。

［归经］足阳明胃经。

［解剖位置］皮肤→皮下组织→踇长伸肌腱和趾长伸肌腱→距

骨。浅层布有足背内侧皮神经，足背皮下静脉。深层有腓深神经，胫前动、静脉。

[功能主治] ①下肢痿痹，足踝无力。②头痛，眩晕，癫狂。③腹胀，便秘。

[针刺方法] 直刺 0.5~1 寸。

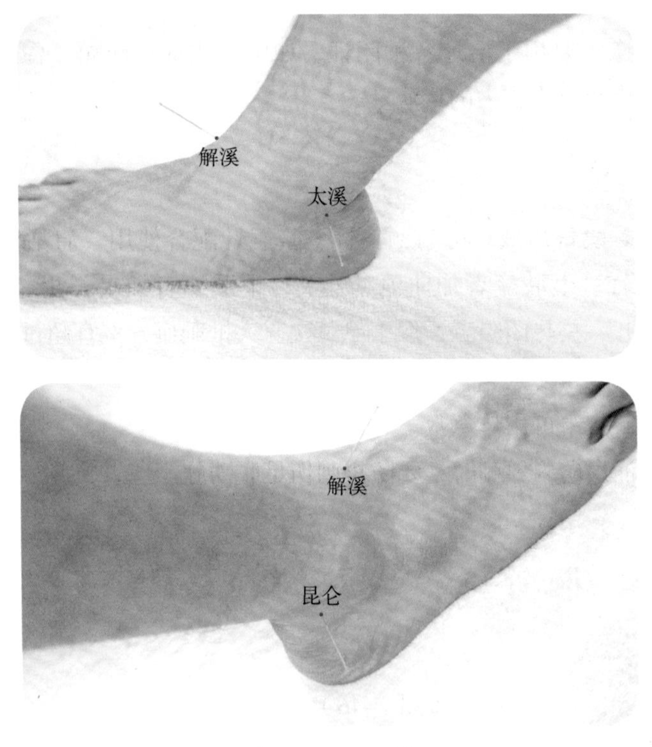

图 2-46 踝三针

太溪（KI 3）

[定位] 在踝区，内踝尖与跟腱之间的凹陷中。

[归经] 足少阴肾经。

[解剖位置] 皮肤→皮下组织→胫骨后肌腱、指长屈肌腱与

跟腱、趾肌腱之间→踇长屈肌。浅层布有隐神经的小腿内侧皮支，大隐静脉的属支。深层有胫神经，胫后动、静脉。

［功能主治］①月经不调，遗精，阳痿。②咳嗽，气喘，咯血，胸痛，咽喉肿痛，齿痛。③消渴，便秘。④腰背痛，下肢冷痛。

［针刺方法］直刺 0.5~1 寸。

昆仑（BL 60）

［定位］在踝区，外踝尖与跟腱之间的凹陷中。

［归经］足太阳膀胱经。

［解剖位置］皮肤→皮下组织→跟腱前方的疏松结缔组织中。浅层布有腓肠神经，小隐静脉。深层有腓动、静脉的分支和属支。

［功能主治］①头痛，目痛，鼻衄。②滞产。③癫痫。④颈项强痛，腰痛，足踝肿痛。

［针刺方法］直刺 0.5~0.8 寸。孕妇禁用。

2. 穴组主治

临床主要用于治疗踝关节肿痛、活动障碍、足跟痛，以及小儿脑瘫的足跟不着地等。

3. 临床应用

（1）配伍加减：下肢弛缓性偏瘫可与足三针配合使用，下肢痉挛性偏瘫可与足挛三针配合使用。若足局部肿痛、静脉曲张，可加用刺络拔罐。

（2）应用要点

①取解溪穴时，先按压探穴，探准凹陷处入针，可刺 0.8~1 寸深，针感以放射至踝关节左右或周围者为佳。

②透刺昆仑穴和太溪穴，太溪穴的针感往往传到足底部，而昆仑穴的针感可以传到足趾端。

五、腕三针（阳溪、阳池、大陵）

1. 组穴

阳溪、阳池、大陵（图 2-47）。

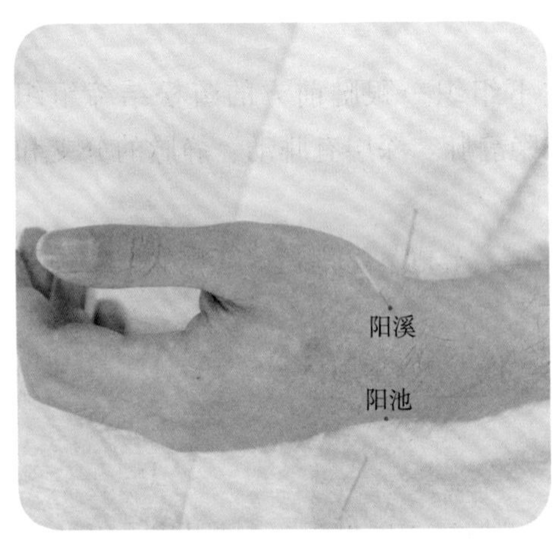

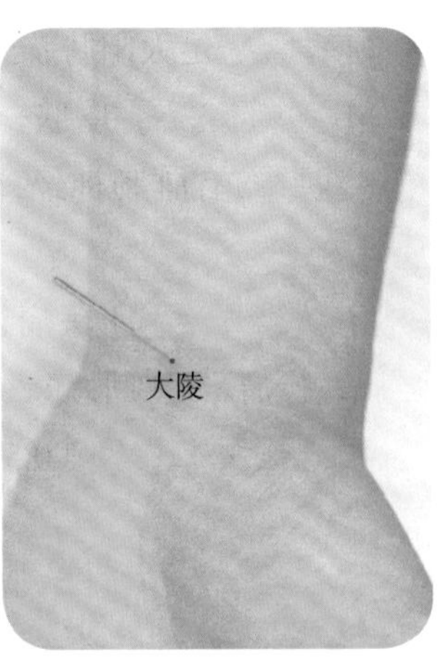

图 2-47　腕三针

阳溪（LI 5）

［定位］在腕区，腕背侧远端横纹桡侧，桡骨茎突远端，手拇指向上翘起时，当拇短伸肌腱与拇长伸肌腱之间的凹陷中。

［归经］手阳明大肠经。

［解剖位置］皮肤→皮下组织→伸肌支持带（拇短、拇长伸肌腱之间）。浅层布有头静脉和桡神经浅支。深层布有桡动、静脉的分支或属支。

［功能主治］①手腕肿痛，无力。②目赤肿痛，齿痛，咽喉肿

痛，头痛。

[针刺方法] 直刺 0.5~0.8 寸。

阳池（TE 4）

[定位] 在腕后区，腕背侧远端横纹上，指伸肌腱的尺侧缘凹陷中。

[归经] 手少阳三焦经。

[解剖位置] 皮肤→皮下组织→伸肌支持带。浅层布有尺神经手背支，腕背静脉网，前臂后皮神经的末支。深层有尺动脉腕背支的分支。

[功能主治] ①手腕痛，肩臂痛。②疟疾，口干。

[针刺方法] 直刺 0.3~0.5 寸。

大陵（PC 7）

[定位] 在腕前区，腕掌侧远端横纹中，掌长肌腱与桡侧腕屈肌腱之间。

[归经] 手厥阴心包经。

[解剖位置] 皮肤→皮下组织→屈肌支持带（腕横韧带）。浅层布有前臂内、外侧皮神经，正中神经掌支，腕掌侧静脉网。深层有正中神经等。

[功能主治] ①心痛，心悸。②胃痛，呕吐，吐血。③悲恐善笑，癫狂痫。④疮肿。⑤胸胁痛，手臂痛。

[针刺方法] 直刺 0.3~0.5 寸。

2. 穴组主治

临床主要用于治疗腕关节肿痛，症见腕关节活动障碍、感觉障碍。

3. 临床应用

（1）配伍加减： 上肢弛缓性偏瘫可与手三针配合使用，上肢痉挛性偏瘫可与手挛三针配合使用。若上肢麻木可在十宣点刺出血。

（2）应用要点

①阳溪穴沿骨缝进针 0.5~0.8 寸。

②不宜做瘢痕灸，以免影响关节的活动功能。

③大陵穴不宜行大幅度手法操作，以免损伤其下的正中神经，若有放电感应立即退针。

六、口三针（迎香、地仓、夹承浆）

1. 组穴

迎香、地仓、夹承浆（图 2-48）。

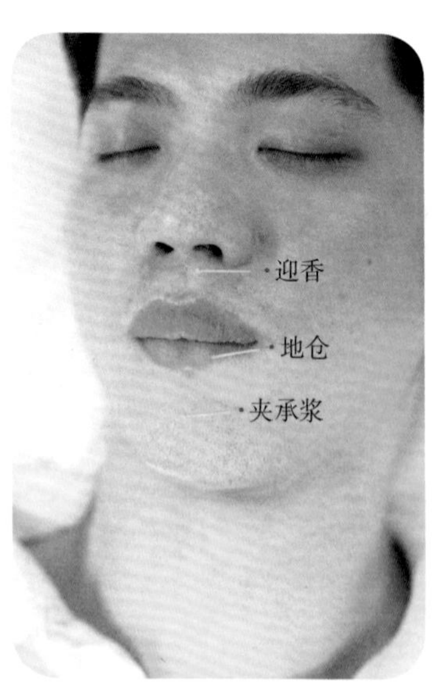

图 2-48 口三针

迎香（LI 20）

［定位］在面部，鼻翼外缘中点旁，当鼻唇沟中。

［归经］手阳明大肠经。

［解剖位置］皮肤→皮下组织→提上唇肌。浅层有上颌神经的眶下神经分支。深层有面动、静脉的分支或属支，面神经颊支。

［功能主治］①鼻渊，鼻衄。②口眼㖞斜，面痒，面肿。

［针刺方法］斜刺或平刺

0.3~0.5 寸。

地仓（ST 4）

［定位］在面部，目正视，瞳孔直下，口角旁开 0.4 寸。

［归经］足阳明胃经。

［解剖位置］皮肤→皮下组织→口轮匝肌→降口角肌。布有三叉神经的颊支和眶下支，面动、静脉的分支或属支。

［功能主治］①口眼㖞斜，流涎。②语言謇涩。

［针刺方法］斜刺或平刺 0.5~0.8 寸，可向颊车穴方向透刺 1~1.5 寸。

夹承浆

［定位］在面部，承浆穴左右各旁开 1 寸。

［归经］经外奇穴。

［解剖位置］皮肤→皮下组织→口轮匝肌。浅层有颏神经。深层有面神经下颌缘支，下唇动脉。

［功能主治］①口㖞。②齿龈肿痛。

［针刺方法］斜刺或平刺 0.3~0.5 寸。

2. 穴组主治

临床主要用于治疗各种疾病导致的口角歪斜、流涎、舌口感觉异常，甚至感觉丧失等。如周围性面瘫、中枢性面瘫、三叉神经损伤等。

3. 临床应用

（1）配伍加减：周围性面瘫可配合面瘫针；中枢性面瘫可配合四神针、颞三针、脑三针。急性期先针刺双侧外关、合谷，行提插捻转泻法；再针刺患侧翳风、地仓颊车互透、迎香，浅刺、多针。在静止期及恢复期，先针刺双侧外关、健侧合谷，行平补平泻法，针刺宜深刺、重刺。

（2）应用要点

①迎香向内上方斜刺，针尖指向鼻翼。

②地仓可向颊车方向透刺，手法不宜过重，以免刺伤面动脉。

③夹承浆直刺 0.3~0.5 寸。面瘫者可向健侧斜刺 0.5~0.8 寸。

七、颤三针（四神针、四关、风池）

1. 组穴

四神针、四关、风池（图 2–49）。

四神针

［定位］在头顶部，百会穴前、后、左、右各旁开 1.5 寸，共 4 穴。

［解剖位置］皮肤→皮下组织→帽状腱膜→腱膜下疏松结缔组织。布有枕动、静脉，颞浅动、静脉和眶上动、静脉的吻合网，以及枕大神经、耳颞神经及眶上神经的分支。

［功能主治］①脑瘫、痴呆、自闭症、多动症、失眠、健忘、癫痫。②偏瘫。③鼻炎、头痛、头晕。④脱肛。

［针刺方法］用 1 寸毫针快速刺入达帽状腱膜下，平刺 0.5~0.8 寸。

四关（合谷 LI 4、太冲 LR 3）

［定位］合谷：在手背，第 1、2 掌骨间，第 2 掌骨桡侧中点处。

太冲：在足背，第 1、2 跖骨间，跖骨底结合部前方凹陷中，或触及动脉搏动。

［归经］合谷：手阳明大肠经。太冲：足厥阴肝经。

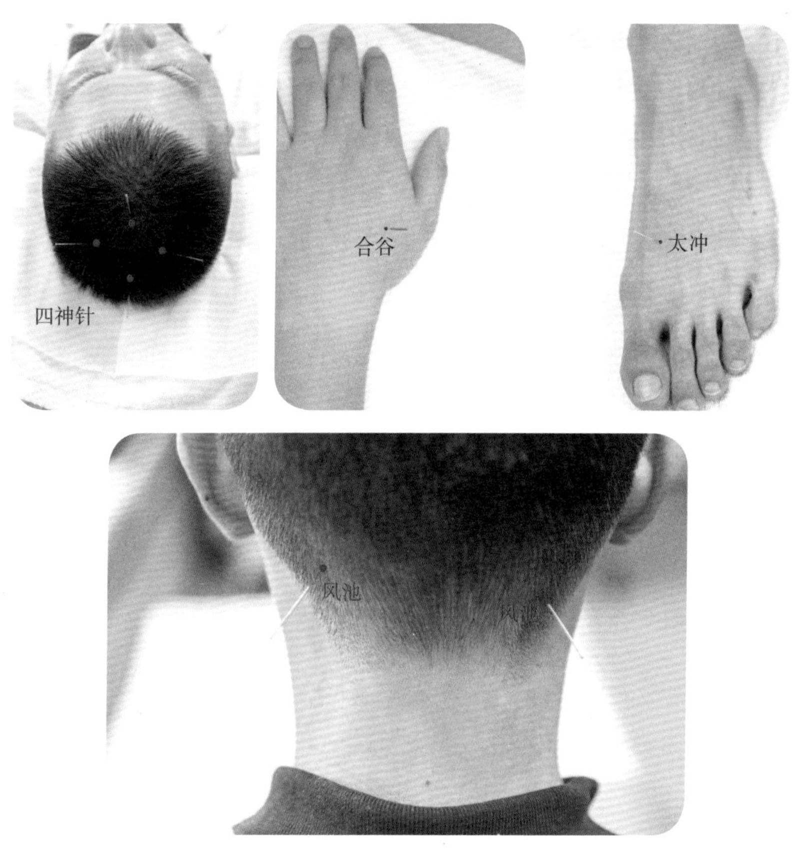

图 2-49 颤三针

[解剖位置] 合谷：皮肤→皮下组织→第 1 骨间背侧肌→拇收肌。浅层布有桡神经浅支，手背静脉网桡侧部，第 1 掌背动、静脉的分支或属支；深层布有尺神经深支的分支等。太冲：皮肤→皮下组织→第 1 跖骨间背侧肌→踇收肌斜头。浅层布有足背静脉网，足背内侧皮神经等；深层有腓深神经，第一趾背动、静脉。

[功能主治] ①头痛，齿痛，目赤肿痛，咽干，咽喉肿痛，鼻衄，耳聋。②恶寒发热，无汗，多汗。③滞产，经闭，痛经，月经不调。④中风失语，口眼㖞斜，口噤，上肢不遂。⑤阴疝，前

阴痛，少腹肿，遗尿，癃闭。⑥黄疸，胁痛，腹胀，呕逆。⑦小儿惊风，下肢痿痹。

［针刺方法］合谷直刺 0.5~1 寸，针刺时手呈半握拳状；孕妇不宜针。太冲直刺 0.5~1 寸。

风池（GB 20）

［定位］在颈后区，枕骨之下，胸锁乳突肌上端与斜方肌上端之间的凹陷中。

［归经］足少阳胆经。

［解剖位置］皮肤→皮下组织→头夹肌→头半脊肌。浅层布有枕小神经，枕动、静脉的分支或属支。深层有枕大神经。

［功能主治］①头痛，眩晕，癫狂痫，中风。②耳鸣，耳聋，目赤肿痛，鼻塞，鼻衄。③发热。④颈项强痛。

［针刺方法］针尖微向下，向鼻尖方向斜刺 0.8~1.2 寸，或平刺透风府穴。

2. 穴组主治

临床主要用于治疗原发性震颤、帕金森病等以震颤为主要症状的疾病。

3. 临床应用

（1）配伍加减：患侧肢体加手三针、足三针，平衡功能不佳者加脑三针。肾阴不足，肝阳偏旺者配太溪、行间；心脾气虚者配三阴交、足三里；湿热内蕴，痰火扰心者配少府、丰隆。

（2）注意事项：风池深部中间为延髓，必须严格把握针刺的角度与深度，向鼻尖方向进针。若向对侧眼眶外侧进针则有伤及延髓的危险。

第三章

靳三针临床优势病种应用

一、中风

定义

中风，又称卒中，是以半身不遂、肌肤不仁、口舌歪斜、言语不利，甚则突然昏仆、不省人事为主要表现的病证。中风发病率高、病死率高、致残率高，严重危害着中老年人的健康。病因以内伤积损、情志过极、饮食不节、体态肥盛等为主，病机多从风、火（热）、痰、瘀、虚立论，病位在脑，与肝、心、脾、肾等脏腑密切相关。

多数患者经过积极治疗后，病情可逐渐恢复或缓解。但也有部分患者留有半身不遂、肌肤不仁、言语不利、吞咽困难等后遗症，辨证多见虚实夹杂，治宜攻补兼施。

靳三针疗法

1. 主穴

颞三针（颞Ⅰ针、颞Ⅱ针、颞Ⅲ针）（健侧）、手三针（曲池、外关、合谷）（患侧）、足三针（足三里、三阴交、太冲）（患侧）、手挛三针（极泉、尺泽、内关）、足挛三针（鼠鼷、阴陵泉、三阴交）（患侧）、四神针（四神Ⅰ针、四神Ⅱ针、四神Ⅲ针、四神Ⅳ针）。

2. 辨证配穴

面部麻木、口眼歪斜者加面瘫针；语言不利、吞咽困难者加舌三针；共济失调、视物不清者加脑三针；听觉障碍、耳鸣不止者加耳三针；举臂困难、肩周痹痛者加肩三针；下肢无力、迈步艰难者加股三针；站立垂足、跟不着地加踝三针。

按语

靳三针治疗中风偏瘫操作技术已通过“十五”“十一五”国家科技支撑计划项目，并进行了多中心、大样本、前瞻性的随机对照研究，研究证实靳三针疗法在中风偏瘫治疗中的有效性，已初步形成靳三针治疗中风偏瘫操作技术方案（其中颞三针 + 手、足三针 + 四神针 + 手、足挛三针是靳三针疗法的核心穴组）。其中颞三针位于大脑颞叶皮质投射区域，又靠近中央前回、后回，故针刺颞三针对改善对侧肢体运动、感觉障碍有良好的作用。手、足三针以阳明经穴为主，主要治疗运动障碍、感觉障碍。手、足挛三针可使过强的肌张力得到抑制，有助于解除肌挛缩和关节的畸形、僵直状态。

临床上常将手、足三针和手、足挛三针配合使用。手、足三针（阳明经穴为主）以提高肌力，改善运动功能为主。手、足挛三针（阴经穴为主）以缓解肌张力增高，协调运动功能为主。临床上应根据患者病情灵活应用。

二、痴呆

定义

痴呆，又称呆病，是一种以获得性智能缺损为主要特征的病证，其损害的程度足以干扰患者的工作或日常生活。随着人口老龄化，痴呆已经成为老年人的常见病和多发病。本病多因先天不足，或后天失养，或年老肾虚，导致髓海渐空，元神失养；或久郁，或卒中，或外伤，或外感等，导致邪留于脑，脑络不通，脑气与脏气不相连接，神明不清。临床表现以善忘、智能缺损、生活失能为核心特征。病位在脑髓，与心、肝、脾、肾功能失调密切相关。本病属慢性病，宜坚持长期治疗。

靳三针疗法

1. 主穴

智三针（神庭、双侧本神）、四神针（四神Ⅰ针、四神Ⅱ针、四神Ⅲ针、四神Ⅳ针）、颞三针（颞Ⅰ针、颞Ⅱ针、颞Ⅲ针）。

2. 辨证配穴

心肝火盛者加太冲、行间、少府；气滞血瘀者加合谷、膈俞；痰浊阻窍者加足三里、丰隆、水沟；髓海不足者加太溪、悬钟、三阴交；肝肾不足者加肝俞、肾俞；脾肾两虚加脾俞、肾俞、足三里。

按语

靳三针疗法治疗血管性痴呆疗效肯定，可明显改善患者的认知功能，逐渐恢复其日常生活能力，提高其生活质量，并对患者异常的 TXB_2、6-Keto-PGF1α 水平有较好的良性调整作用。智三针的穴位皆位于大脑颞叶投影的头皮上，大脑颞叶主统情感、智力，故智三针常被用于治疗智力和情感障碍等疾病。四神针是临床治疗智力低下、精神障碍、头痛等疾病的常用穴位。颞三针区域神经分布丰富，针刺该区腧穴可疏通经络气血，加强局部血液循环，同时可平肝息风、清肝胆之火，鼓舞少阳生发之机。以上穴组皆直接作用于脑府，且与太阳、少阳、督脉等经络相联。诸穴合用，既能直接导引气血至局部，濡养髓海，亦可通过调节被称为元神之府的脑，与入络的诸阳之神气联络，同时搭配相关配穴，从而收到养髓海、通脑络、醒神明、益智能之功。

三、颤证

定义

颤证是以头部或肢体摇动、颤抖，不能自制为主要临床表现的一种病证。轻者表现为头摇动或手足微颤，重者可见头部振摇、肢体颤动不止，甚则肢节拘急、失去生活自理能力。现代医学中的震颤麻痹、肝豆状核变性、小脑病变的姿势性震颤、原发性震颤、甲状腺功能亢进等，具有颤证临床特征的锥体外系疾病和某些代谢性疾病，均属本病范畴。病因以年老体虚、情志过极、饮食失宜、劳逸失当等为主。病机多从虚、风、痰、火、瘀立论，病位在筋脉，但与肝、肾、脾、肺等脏腑密切相关。本病病性为本虚标实。对本虚标实、虚实夹杂者，宜标本兼治，灵活变通。本病为难治病证，部分患者呈逐年加重倾向，因此，除药物、针刺治疗外，还应重视日常调摄。

靳三针疗法

1. 主穴

颤三针（四神针、四关、风池）。

2. 辨证配穴

肝肾亏虚证加肝俞、肾俞、三阴交；痰热动风证加丰隆、中脘、阴陵泉；气血不足证加气海、血海、足三里；血瘀动风证加血海、外关、临泣；阴阳两虚者加气海、三阴交。对症配穴：抑郁者加智三针；失眠者加定神针、手智针；便秘者加肠三针（天枢、关元、上巨虚）；夜尿者加阳三针（关元、气海、肾俞）；患侧肢体加手三针、足三针；平衡功能不佳者加脑三针。

按语

颤三针是专门针对以震颤为主要症状的帕金森病的靳三针组方，由四神针、四关、风池组成，是在大量临床效验基础上整理出来的有效验方。四神针所处位置是十四经脉走行汇聚的部位，能够调节阴阳气血，达到周身上下综合调节的作用，并直接调节相应的脑皮层神经功能，缓解震颤，降低四肢肌肉的张力，控制帕金森病的发展。风池可平肝息风，同时健脑安神。四关可调畅疏通气机，配以相应手法，使此穴的特殊性能得以激活，开四关可以调整大脑神经元的功能，发挥治愈疾病的作用。除了对帕金森病运动功能障碍的四大主症（静止性震颤、姿势步态异常、肌强直、运动迟缓）的调整，颤三针对语言不利和静止性震颤的改善疗效突出，同时可以观察到对非运动系统功能障碍的四大副症（失眠、抑郁、言语不利、便秘）的调整，尤其对抑郁和睡眠的改善最为明显。临床观察中发现，部分帕金森病患者在出现症状前，均有过一段不良情绪刺激的持续时期，考虑到精神心理因素是影响脑功能的重要部分，靳三针疗法在这方面的治疗思路，是从改善身心状态入手，强调调神，综合调治帕金森病，以期收到更好的治疗效果。

四、郁证

定义

郁证是以心情抑郁、情绪不宁、胸部满闷、胁肋胀痛，或易怒易哭，或咽中如有异物梗阻等症为主要临床表现的一类病证。郁有广义和狭义之分。广义的郁，包括外邪、情志等因素所致之郁。狭义的郁，单指情志不舒之郁。本节所论之郁主要为狭义之郁。现代医学中的抑郁症、焦虑症、癔症等均属于本病范畴。主要病因是情志内伤，与脏气易郁密切相关；基本病机为气机郁滞，脏腑功能失调；病位主要在肝，可涉及心、脾、肾等脏；基本病理因素为气、血、火、痰、食、湿。初病多实，以气、血、火、痰、食、湿六郁见证为主，随证治之。虚证宜补，针对病情分别采用补益心脾、养心安神、滋阴益肾等法。虚实互见者，则当虚实兼顾。经过积极治疗，一般预后良好。

靳三针疗法

1. 主穴

四神针（四神Ⅰ针、四神Ⅱ针、四神Ⅲ针、四神Ⅳ针）、定神针（定神Ⅰ针、定神Ⅱ针、定神Ⅲ针）、内关、神门、三阴交。

2. 辨证配穴

肝郁脾虚者可加太冲、足三里；肝郁痰火者可加太冲、期门、膻中、丰隆；心脾两虚者可加足三里；心肝火旺者可加行间、劳宫。

按语

本组所用穴位之四神针、定神针是靳三针理论体系中2个重要的主治情志方面疾病的穴组，四神针位于百会穴前、后、左、右各1.5寸，其中前后两穴为督脉穴位，左右两穴为膀胱经穴位，四穴所在均为脑气所发之处，又通过督脉与膀胱经和脑直接联系，故为安神醒脑、开窍解郁的要穴。定神针分别在督脉和少阳胆经之上，督脉内连于脑，而胆主决断，与肝相表里，肝为将军之官，主藏魂，故该组穴有安神定志、解郁除烦的作用。两组穴与内关、神门、三阴交相配，共奏宁心安神、解郁除烦之功。

五、不寐

定义

不寐是以经常不能获得正常睡眠为特征的一类病证，主要表现为睡眠时间、深度的不足。轻者入睡困难，或寐而不酣，时寐时醒，或醒后不能再寐；重则彻夜不寐。现代医学中的神经官能症、更年期综合征、慢性消化不良、贫血、动脉粥样硬化等以不寐为主要临床表现时均可参照本病辨证论治。不寐多为情志所伤，饮食不节，劳倦或思虑过度，久病，年迈体虚等因素引起脏腑功能紊乱，气血失和，阴阳失调，阳不入阴而发病。病位主要在心，涉及肝、脾、肾，病理性质有虚有实，且虚多实少。实证者，多因肝郁化火，痰热内扰，引起心神不安所致，治当清肝泻火、清热化痰，佐以宁心安神；虚证者，多由心脾两虚，阴虚火旺，心肾不交，心胆气虚，引起心神失常所致，治当补益心脾、滋阴清热、交通心肾、益气镇惊，佐以养心安神。生活中还应重视精神调摄和睡眠卫生。

靳三针疗法

1. 主穴

手智针（神门、内关、劳宫）、四神针（四神Ⅰ针、四神Ⅱ针、四神Ⅲ针、四神Ⅳ针）、申脉、照海。

2. 辨证配穴

心脾两虚者加心俞、脾俞，心胆气虚者加心俞、胆俞、丘墟，阴虚火旺者加太溪、太冲、涌泉，肝郁化火者加行间、太冲、风池，痰热内扰者加中脘、丰隆、内庭。

按语

关于不寐，早在《黄帝内经》中就有详细而精辟的论述，如《素问·逆调论》云："胃不和则卧不安。"《灵枢·邪客》云："阳气尽，阴气盛，则目瞑；阴气尽而阳气盛，则寤矣。"四神针能镇静安神，醒脑益智。其前后两穴均在督脉的循行路线上，督脉行于背部正中，经脊而属于脑，脑为元神之府，人体的一切神气活动都受其支配，通过调督脉可以达到调节睡眠的作用；左右两穴在膀胱经上，膀胱经络肾，而督脉贯脊属肾，络脑贯心，其气通于元神之府。靳瑞教授讲究用针之形，四针均向百会方向针刺时，有聚神、凝神和安神之效，故可调治元神之府，对治疗失眠有很好的疗效。手智针由劳宫、神门、内关三穴组成，对心经和心包经有针对性调节作用，与头针配合，心脑合治，结合辨证配穴，共达通融气血，安神定志之功效。

六、颈椎病

定义

颈椎病是临床的一种常见病、多发病。颈型颈椎病，又称韧带关节囊型颈椎病，是颈椎病中较早期的一型，也是最常见的一型，以青壮年患者为多。临床典型特征为颈肌紧张，颈部疼痛明显，头颈活动因疼痛受限，疼痛感可放射到头部或上肢，因而常伴有头、肩、上肢等疼痛症状，少数有眩晕感觉，有时伴有耳鸣、眼痛等。X 线片没有椎间隙狭窄等明显的退行性改变，但可以有颈椎生理曲线的改变，以及椎体间不稳定及轻度骨质增生等变化。随着社会的发展和人们生活方式的改变，该病呈现出年轻化的特点，发病率呈上升趋势。

靳三针疗法

1. 主穴

颈三针（天柱、颈百劳、大杼）。

2. 辨证配穴

上肢麻木、疼痛者，加手三针；伴头晕者，加风池、百会、四神针。

按语

颈三针是靳三针穴组中治疗颈椎病及颈部不适的一组穴位，穴位包括天柱、颈百劳、大杼三穴。天柱穴属足太阳膀胱经，此穴在斜方肌起始处，有振奋阳气，使颈项有力、挺直有神之功，颈百劳是经外奇穴，专治诸虚劳损。大杼穴属足太阳膀胱经，位于颈椎的下部，为八会穴之一，骨会大杼，所以专治骨质病变。此三穴分别分布于颈部上、中、下三个位置，刚好囊括了整个颈部，专门治疗颈椎病。中医学认为颈型颈椎病以颈肩部疼痛为主要临床表现，属“项痹”“项强”“痹证”等范畴，其病因为年老体衰，筋骨失养，肝肾不足；或劳损筋骨，久坐耗气；或感受外邪，客于经脉，或气血瘀滞，扭挫损伤，经脉痹阻不通所致。该病病位在颈部筋骨，与督脉、手足太阳、少阳经脉关系密切。《灵枢·筋脉》载："足太阳之筋……上挟脊上项……其直者，结于枕骨……其病……项筋急。"可见足太阳膀胱经和经筋均行于后项部，"项如拔""项筋急"和"项背痛"也都是颈型颈椎病的最常见症状。治之常以疏通经络、行气和血、调和脏腑为主，故配穴上亦可据此搭配。其他类型的颈椎病可在此基础上随症加减。

七、腰痛

定义

腰痛，又称腰脊痛，是以腰脊或脊旁部位疼痛为主症的病证。现代医学中的强直性脊柱炎、腰椎骨质增生、腰椎间盘病变、腰肌劳损等以腰痛为主要症状者均属本病范畴。其病多为外感风、寒、湿、热诸邪，痹阻筋脉；或跌扑损伤，致使气滞血瘀，经脉不通；或禀赋不足，劳倦内伤，使得腰府失养而成。本病病位在腰部，与督脉、足太阳膀胱经、足少阴肾经密切相关。临床治疗实则祛邪通络、行气活血，虚则补肾固本。

靳三针疗法

1. 主穴

腰三针（肾俞、大肠俞、委中）。

2. 辨证配穴

寒湿腰痛加命门、腰阳关，温阳散寒、除湿止痛；湿热腰痛加阴陵泉、太冲，清热除湿、通络止痛；肾虚腰痛加大钟、太溪，补肾益精；瘀血腰痛加膈俞、次髎，行气活血、化瘀止痛。

按语

腰三针均为足太阳膀胱经穴，专为治疗腰痛而设，为临床常用针灸处方之一。肾俞为通肾之俞，位于腰椎上段，具有补肾益精、强壮腰脊的功效；大肠俞夹腰脊而上，位于腰椎下段，具有利腰强筋、培土健中的功效；委中是足太阳膀胱经合穴，为循经远取，正合“腰背委中求”之意，具有活血祛瘀、舒筋通络的功效。三穴合用，局部取穴与远端取穴相配，具有舒筋通络、行气活血的作用，主要以治肾，通调足太阳膀胱经为主，为统治腰部内外疾患之要穴，力专效宏。此外，本穴组尚可治疗下肢瘫痪、小儿麻痹后遗症、不孕不育、痿证、下肢水肿等，关键在于掌握腰三针的辨证配穴原则。

八、肩周炎

定义

肩周炎是以肩部疼痛、活动受限为主症的疾病，好发于50岁左右，女性多见，俗称“五十肩”。本病以肩关节活动时疼痛、功能受限为主要临床表现，故又称“肩凝症”“冻结肩”。现代医学认为本病是肩关节周围软组织发生的慢性无菌性炎症，可因慢性炎症刺激发生局部粘连，遗留肩部及上肢功能障碍。本病病位在肩部筋肉，与手三阳经、手太阴经密切相关，多因风寒侵袭、劳损、体虚等引起肩部气血痹阻、经络不通或筋肉失于温煦、濡养而成。临床上以通经活络、舒筋止痛为主要治则。

靳三针疗法

1. 主穴

肩三针（肩Ⅰ针、肩Ⅱ针、肩Ⅲ针）。

2. 辨证配穴

寒湿阻络者加阿是穴、风池、手三里、阳陵泉，祛风散寒、除湿止痛；气虚血瘀者加曲池、足三里、外关、合谷，益气活血、行气止痛。

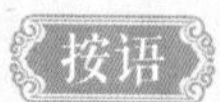

肩三针以肩部局部取穴为主，肩Ⅰ针位于肩部肩峰正下

方凹陷处，相比传统肩髃穴，不必举臂即可取得；肩Ⅱ针位于肩Ⅰ针前2寸，三角肌前缘处；肩Ⅲ针位于肩Ⅰ针后2寸，三角肌后缘处。临床中，肩周炎患者常表现为肩关节内收、外展、上抬等功能活动受限，肩峰下缘、肩关节囊前后方常有局部压痛。肩三针分别位于肩关节内、外、上方，符合肩周炎临床症状特点。三穴合用，针感强烈，包绕整个肩关节，共奏疏经通络、行气活血、散结止痛之功。临床上治疗本病可以肩三针为主穴，并应用经络辨证的思想，根据辨证不同辅以相应的配穴，以加强治疗效果。

九、吞咽障碍

定义

吞咽障碍是由于双侧皮质延髓束损害或脑干延髓运动神经核受损后，导致迷走、舌咽神经核及核下损伤，致使软腭、咽喉、舌肌运动障碍，表现为吞咽困难、构音障碍、饮水呛咳等症状。有研究表明，51%~73% 的脑卒中患者均伴有不同程度的吞咽障碍，严重影响患者的生活质量和生命安全。本病属中医学“喑痱”“喉痹”等范畴，本病病位在脑，累及舌、咽，病机为痰瘀阻滞脑络、舌窍，故治以豁痰化瘀、通利舌窍。

靳三针疗法

1. 主穴

舌三针（舌Ⅰ针、舌Ⅱ针、舌Ⅲ针）。

2. 辨证配穴

风痰阻络者加丰隆、合谷，祛风化痰通络；痰热腑实者加内庭、丰隆，通腑泄热、息风化痰；气虚血瘀者加气海、血海，益气养血、化瘀通络。偏瘫者加手三针、足三针、颞三针等。

按语

舌三针是靳瑞教授自创的三针疗法之一，根据病灶局部选穴组方。舌Ⅰ针即上廉泉穴，又名舌本，属经外奇穴，为任脉经气所发，是任脉与阴维脉交会之处，具有通络利咽的作用；舌Ⅱ针、舌Ⅲ针分别在上廉泉穴左、右各旁开1寸，三穴正处舌下，深部为舌根处，与舌咽运动功能密切相关。针刺舌三针，可直接刺激舌咽部肌群及舌下神经、迷走神经和舌咽神经，起到疏通经络、激发舌咽部经气的作用，主治言謇、音哑、舌强、吞咽困难等病症。临床操作中可以舌三针为主，根据脏腑辨证不同配以相应的穴位，以加强治疗效果。

十、三叉神经痛

定义

三叉神经痛是指以三叉神经分布范围内，反复出现的、阵发性剧烈疼痛为主症的疾病，常单侧发病，可累及眼支、上颌支、下颌支，或单支发作，或两支、三支同时发作。临床表现为疼痛突发，痛如刀割、火灼、电掣、针刺样，可持续数秒或数分钟后，患者常因刷牙、进食、洗脸等诱发。三叉神经痛是一种顽固的难治之症，至今尚无特效治疗方法。该病属中医学“面痛”范畴，与手足阳明经关系最为密切。其起病多为外感邪气、外伤、情志不调等引起面部经络气血阻滞，不通则痛。故临床以通经活络为主要治则。

靳三针疗法

1. 主穴

叉三针（太阳、下关、阿是穴）。

2. 辨证配穴

眼支部位痛加阳白、四白、承泣；上颌支部位痛加颧髎；下颌支部位痛加颊车、迎香、地仓、承浆。远端穴加取双侧合谷、内庭。

按语

叉三针专为三叉神经痛而设，具有整体调节三叉神经感觉纤维的功能。太阳穴为经外奇穴，位于耳郭前面，定位在眉梢和外眼角中点向后的凹陷处，下关穴为足阳明经与足少阳经的交会穴，正好在三叉神经出颅后分支前的三叉神经半月神经节的附近；阿是穴取面部疼痛最敏感点，以痛为腧。三穴均位于面部，具有疏通面部经络，祛风通络止痛的功效；3个分支选穴定位同样与三叉神经相关分支所支配的区域相吻合。合谷为手阳明大肠经之原穴，具有祛邪止痛的功效；内庭为足阳明胃经之荥穴，具有清胃泻火、理气止痛的功效。诸穴相配，能调节面部经气，共奏通经活络止痛之效。

十一、视神经萎缩

定义

视神经萎缩是指由各种病因引起视网膜神经节细胞轴索广泛损害而出现萎缩变性，导致视觉功能障碍的疾病。主要表现为视乳头颜色变淡或苍白、视力下降和视野改变，甚至视觉功能完全丧失。本病属中医学“青盲”“视瞻昏渺”范畴，多因禀赋不足、思虑劳倦及情志、外伤等引起精血虚乏，神光不得发越于外，或脉络瘀阻，精血不能上荣于目。本病病位在眼，与心、肝、肾、脾关系密切，临床以调补肝肾、养精明目为主要治则。

靳三针疗法

1. 主穴

眼三针（眼Ⅰ针、眼Ⅱ针、眼Ⅲ针）。

2. 辨证配穴

肝气郁结者加行间、侠溪，疏肝理气，清肝明目；气滞血瘀者加合谷、膈俞，活血化瘀，通络明目；肝肾亏虚者加肝俞、肾俞，补益肝肾，养精明目；气血亏虚者加足三里、脾俞，益气养血。

按语

靳瑞教授独创眼三针，其为治疗视神经萎缩、视网膜病变、黄斑色素变性等内眼性疾病的常用穴组。眼Ⅰ针，即睛明穴，为足太阳膀胱经经穴起点，为足太阳、手太阳、足阳明、阳跻脉、阴跻脉五脉之交会穴，具有明目退翳的作用，主治目疾。眼Ⅱ针，即承泣穴，其乃足阳明胃经的起点穴，阳跻脉、任脉、足阳明之交会穴，具有疏风散热、明目止痛的作用。眼Ⅲ针为上明穴，位于眼眶内，属经外奇穴，刺之可明目开窍。三穴相配，可激发眼部经气，共奏疏通气血、宣通目窍之功，主治内眼性疾病。临床操作中可以眼三针为主穴，根据脏腑辨证不同配以相应的腧穴，使五脏六腑之精气皆上注于目精，以加强治疗效果。

十二、变应性 / 过敏性鼻炎

定义

变应性 / 过敏性鼻炎是指特应性个体接触变应原后，以突然和反复的鼻痒、鼻塞、流清涕、打喷嚏等为主要特征的鼻病，具有季节性、阵发性的特点，多见于老人、小孩以及过敏体质者。其与变应原（螨、花粉、动物皮屑、真菌变应原等）暴露密切相关。该病属中医学“鼻鼽”范畴，其病多为正气不足、外邪侵袭等引起脾肾亏虚，肺气不固，邪聚鼻窍而发生。病位在鼻，与肺、脾、肾密切相关，临床以调补正气、通利鼻窍为主要治则。

靳三针疗法

1. 主穴

鼻三针（迎香、上迎香、印堂）。

2. 辨证配穴

肺气虚寒者配肺俞、气海，补益肺气，温阳散寒；脾气虚弱者配脾俞、胃俞，补脾益气；肾阳亏虚者配肾俞、命门，温肾散寒；肺肾阴虚者配太溪、三阴交，补肾益肺。

按语

鼻三针为靳三针创始穴组，靳三针疗法由此开始。迎香位于鼻翼旁，手阳明大肠经起于此，该穴为鼻病要穴，具有宣通肺气、通鼻开窍的功效；印堂位于督脉上，两眉之间，“督脉为阳脉之海”，且鼻柱为督脉所过之地，该穴具有激发阳气、清利头目、通鼻开窍的功效；上迎香位于鼻根两侧，穴通鼻气，通利鼻窍之力最强。三穴合用，共奏疏通鼻部经络，通鼻利窍的功效，为治疗变应性鼻炎、肥大性鼻炎、萎缩性鼻炎、鼻旁窦炎等鼻病的要穴。临床中，可以迎香、上迎香、印堂为主穴，根据脏腑辨证不同配以相应的腧穴，以加强治疗效果。

十三、耳鸣、耳聋

定义

耳鸣是以耳内鸣响，如蝉如潮，妨碍听觉为主症；耳聋是以听力不同程度减退或失听为主症。临床上耳鸣、耳聋既可单独出现，亦可先后发生或同时并见。随着人口老龄化以及工业、环境噪声的增加，耳鸣、耳聋的发病率逐年升高，严重影响人们的生存质量。本病的发生常因外感风邪、情志失畅、久病、年老体弱等导致邪扰耳窍或耳窍失养而成，与肝、胆、肾关系密切。实证多因外感风邪或肝胆郁火循经上扰清窍；虚证多因肾精亏虚，耳窍失养。临床上治疗实证以疏风泻火、通络开窍为主要治则，虚证以补肾养窍为主要治则。

靳三针疗法

1. 主穴

耳三针（听宫、听会、完骨）。

2. 辨证配穴

外感风邪者配翳风、外关、合谷，疏风解表，祛邪通窍；肝胆火盛者配太冲、丘墟、中渚，清热泻火，行气通窍；肾精亏虚者配太溪、肾俞、三阴交，补肾填精，滋阴通窍。

按语

耳三针是靳瑞教授治疗神经性耳鸣、耳聋的最常用处方。根据“腧穴所在，主治所及”选取耳三针(听宫、听会、完骨)，局部选穴有直达病所的效应，同时针刺这些穴位能够疏通经络，改善气血循环。笔者通过临床实践发现，耳三针深刺效果比较好，但也要注意深度和位置。临床操作中，以耳三针为主穴，根据经络辨证分别配以四神针、颞三针、脑三针等，疗效较好。

十四、单纯性肥胖症

定义

肥胖症指人体脂肪积聚过多，体重超过标准体重的20%以上。肥胖症可分为单纯性和继发性两类，单纯性肥胖患者全身脂肪分布比较均匀，没有内分泌紊乱现象，也无代谢性疾病，其家族往往有肥胖病史。中医学认为“饮食不节，入多于出”是导致肥胖的主要原因，其内在主要以脾胃运化功能失常为关键——饮食水谷入胃，须依靠脾胃运化功能健运才能转化为精微物质。若脾胃虚弱则运化失职，水谷肥甘之物无以化生气血津液，转化为脂膏、痰浊，积聚体内，导致体态肥胖。故其发生常与暴饮暴食、过食肥甘、安逸少动、情志不舒、先天禀赋等因素引起痰湿浊脂滞留有关，与胃、肠、脾、肾关系密切。临床上以调理脾胃、升清降浊为主要治则。

靳三针疗法

1. 主穴

肥三针（中脘、带脉、足三里）。

2. 辨证配穴

胃肠积热者配上巨虚、内庭、天枢，通利胃肠，泄热降浊；脾胃虚弱者配脾俞、胃俞、大横，补益脾胃，助运化湿；肾阳亏虚者配肾俞、关元，补肾助阳，升清降浊。

按语

靳瑞教授认为脏腑功能正常，出入平衡，正本清源，则肥胖自除，肥三针之中脘与足三里都是调理胃肠功能的要穴，带脉起于少腹之侧，季胁之下，环身一周，络腰而过，故带脉穴能畅通带脉经气，管束诸经脉，且能加强局部的刺激作用而治疗肥胖之腰腹肥大者。通过针刺肥三针，可以起到调整脾胃功能，化脂降浊的作用，从而达到减肥的目的，使病态机体得到恢复。临床操作中针刺中脘穴时，根据患者胖瘦来定深浅。如患者脂肪层厚，可深刺。同时应用经络辨证的思想，根据脏腑辨证不同配以相应的腧穴，以加强疗效。临床除了针刺治疗，靳瑞教授还喜欢用艾灸，常常两根艾条一起使用以增强效能，通阳化气。另外，肥胖症亦需配合控制饮食、科学运动等来加强综合治疗效果。

十五、小儿脑瘫

定义

小儿脑性瘫痪是指小儿出生前到出生后 1 个月内发育时期因非进行性脑损伤所致的综合征，主要表现为中枢性运动障碍及姿势异常，简称小儿脑瘫，是当今儿童致残的主要疾病之一。本病属中医学“五迟”“五软”等范畴，又称“胎弱”“胎怯”。其发生常与先天禀赋不足、分娩时难产或产伤、脐带绕颈、后天失养等因素导致脑髓失充，五脏不足而成。与五脏密切相关，临床治疗以健脑益智、调补五脏为主。

靳三针疗法

1. 主穴

四神针（四神Ⅰ针、四神Ⅱ针、四神Ⅲ针、四神Ⅳ针）、颞三针（颞Ⅰ针、颞Ⅱ针、颞Ⅲ针）、脑三针（脑户、双侧脑空）、智三针（神庭、双侧本神）。

2. 辨证配穴

上肢瘫者加肩髃、曲池、外关、合谷；下肢瘫者加环跳、阳陵泉、足三里、悬钟、丘墟；剪刀步者加风市、髀关、解溪；语言障碍者加廉泉、哑门、通里、照海；流涎者加上廉泉、地仓；吞咽困难者加上廉泉、天突；听力差者加翳风、听宫、听会；久病体弱者加五脏背俞穴。

按语

靳瑞教授常言，靳三针头针组合乃一顶“皇冠”，四神针、智三针、颞三针、脑三针均位于头部相应的记忆、听觉、语言、运动中枢。四神针位于颠顶部，百会之旁，属督脉和足太阳膀胱经所过区域，“督脉者……交巅上络脑”，“膀胱经……其支者，从巅入络脑”，因此针刺四神针，可调整脑府经气，益智健脑。智三针位于额部，与神志关系密切，现代医学亦认为大脑额叶与智力有关，故智三针是提高智力的要穴，主治智力障碍、精神障碍等症。颞三针在头两侧，为颞叶皮质投射区域，又靠近中央前回、后回，颞叶与学习、记忆功能关系密切，针刺颞三针对提高智力、改善运动功能有一定作用。脑三针在脑后部，相当于小脑的投射区，针刺该处对有运动功能失调者有良效。

十六、智力发育障碍儿童

定义

目前对如何定义智力发育障碍，学术界并未取得一致的意见。智力缺陷，一般指的是由于大脑受到器质性的损害或是由于脑发育不完全从而造成认识活动的持续障碍以及整个心理活动的障碍。据我国残疾人抽样调查的数据显示，智力障碍患病率为0.43%~0.96%。中医文献中没有“智力发育障碍”“智力低下”的名称，本病可归入中医学“五迟”“五软”“痴呆”“解颅”范畴。此病多由七情内伤、久病耗损等导致髓海不足，神机失用，多属本虚标实之候，与心、肾、肝、脾相关，临床上治疗以开郁逐痰、活血通窍、平肝泻火治其标，补虚扶正、充髓养脑治其本。

靳三针疗法

1. 主穴

四神针（四神Ⅰ针、四神Ⅱ针、四神Ⅲ针、四神Ⅳ针）、智三针（神庭、双侧本神）、颞三针（颞Ⅰ针、颞Ⅱ针、颞Ⅲ针）（双侧）、脑三针（脑户、双侧脑空）。

2. 辨证配穴

多动难静者加开四关、内关、神门、涌泉；自闭沉静者加足智针、人中、足三里、三阴交；语言障碍者加舌三针、通里；肢体运动障碍者加手三针、足三针、环跳、阳陵泉、悬钟；颈软无力者加颈三针；流涎者加舌三针、地仓、颊车；癫痫者加手智针、申脉、照海。

按语

靳瑞教授认为，智三针位于大脑额叶皮质投影区，额叶又主情感智力，针之能治疗神志、智力方面疾患。四神针位于颠顶部，属督脉和足太阳膀胱经所过区域，有经络入脑，刺之可以调整脑府经气，治疗大脑病变所致的精神、神志类疾病。颞三针位于颞部，位于语言中枢反射区，与感受性语言及记忆功能有关，同时其对肢体运动障碍有明显疗效，取之针刺可以活血化瘀通络，改善微循环，增加脑血流量，改善大脑生理功能。脑三针则位于小脑部位，相当于小脑的投射区，对躯体的平衡功能及技巧性随意动作有影响。四神针、智三针、颞三针、脑三针均位于头部相应的记忆、听觉、语言、运动中枢。故针刺这些穴位，可以直接刺激相应的大脑皮质，疏通脑络，促进血液循环及脑细胞的发育成熟，增加大脑皮质的神经细胞数量，从而促进患儿生长发育，提高智力。

十七、自闭症

定义

自闭症又称孤独症，是一种起始于婴幼儿时期由脑功能障碍引起的长期发展性障碍综合征，以男性多见，主要表现为不同程度的言语发育障碍，人际交往障碍，兴趣狭窄及行为方式刻板。近年来，全球自闭症儿童数量基数大，年增长率显著。2017年《中国自闭症教育康复行业发展状况报告Ⅱ》蓝皮书显示，中国现有自闭症人群已经超过1000万，并以每年十几万的速度递增。自闭症因其病症特殊且是终身伴随，尚无特效药可治疗，通过早期的诊断与干预能有效改善自闭症儿童的生活。中医文献无“自闭症”病名，但综观古代医家的各种描述，儿童自闭症当属“童昏”“语迟”“清狂”“无慧”“胎弱”“视无情”“目无情”等范畴。中医认为自闭症为先天不足，肾精亏虚，心窍不通，神失所养，肝失条达，升发不力导致脑髓不足或失养，其病位在脑，同心、肝、肾三脏有密切关系。

靳三针疗法

1. 主穴

四神针（四神Ⅰ针、四神Ⅱ针、四神Ⅲ针、四神Ⅳ针）、智三针（神庭、双侧本神）、脑三针（脑户、双侧脑空）、颞三针（颞Ⅰ针、颞Ⅱ针、颞Ⅲ针）、颞上三针（脑三针上1寸）、定神针（定神Ⅰ针、定神Ⅱ针、定神Ⅲ针）、足智针（涌泉、泉中、泉中内）、启闭针（人中、听宫、隐白）、舌三针（舌Ⅰ针、舌Ⅱ针、舌Ⅲ针）。

2. 辨证配穴

肝郁气滞者加合谷、太冲，疏肝解郁，行气开窍；心肝火旺者加少府、行间，清热泻火，清心疏肝；痰迷心窍者加丰隆、大陵，化痰散结，清心开窍；肾精亏虚者加太溪，补肾益精，填髓启闭。

按语

该套穴组是靳瑞教授总结小儿脑病治疗经验而成的一组腧穴，以针刺头部穴位为主，针刺体表穴位为辅，可激发周身经脉气血，使气血由头部为始而运行全身。额部的智三针主攻智力；头顶部的四神针主攻神志；颞侧的颞三针相应于中央前、后回，主攻肢体运动和感觉；后脑部的脑三针相应于小脑部，主攻平衡和五官的功能。足智针由涌泉、泉中、泉中内穴组成，三穴均与肾经相关，充分体现“上病下治”“脑病足取”的原则；启闭针选自十三鬼穴，以治久病顽疾。舌三针为靳三针经验穴组，属于局部和功能定位取穴，对脑病所致语言及吞咽障碍有良好的作用。诸穴合用，共达通经活络、健脑益髓、宁神定气之功效。

十八、儿童多动症

定义

儿童多动症，又称注意缺陷多动障碍，以注意力不集中，自我控制力差，多动，情绪不稳，冲动任性，参与事件能力差，伴有不同程度的学习困难，但智力正常为主要特征。多见于学龄期儿童，男孩多于女孩。其发生常与先天禀赋不足、后天护养不当、外伤，或情志失调等因素所致心神失养或元神受扰有关。与心、脑、肝、脾、肾关系密切。临床上以调神定志为主要治则。

靳三针疗法

1. 主穴

四神针（四神Ⅰ针、四神Ⅱ针、四神Ⅲ针、四神Ⅳ针）、定神针（定神Ⅰ针、定神Ⅱ针、定神Ⅲ针）、手智针（内关、神门、劳宫）。

2. 辨证配穴

肾阴不足，肝阳偏旺者配太溪、行间，滋水涵木，清泻肝阳；心脾气虚者配三阴交、足三里，补益心脾，益气养阴；湿热内蕴，痰火扰心者配少府、丰隆，清热祛湿，化痰泻火。

按语

经过靳瑞教授多年临床实践，总结出安神定志的系统穴组，包含四神针、定神针，其对调整顶叶和额叶脑功能、调节注意力效佳，现代医学亦认为额叶与注意力密切相关。手智针由劳宫、神门、内关三穴组成，对于心经和心包经有针对性调节作用，与头针配合，心脑合治，并结合辨证配穴，共达通融气血，安神养志之功效。